Fach-
ratgeber
Klett-Cotta

Ralf Zwiebel

Von der Angst, Psychoanalytiker zu sein

Das Durcharbeiten der phobischen Position

Klett-Cotta

Der Autor:

Ralf Zwiebel, Prof. Dr. med., Psychoanalytiker und Lehranalytiker am Alexander-Mitscherlich-Institut Kassel (DPV, IPV), war geschäftsführender Direktor des Instituts für Psychoanalyse und Professor für Psychoanalytische Psychologie an der Universität Kassel. Er ist jetzt in eigener psychoanalytischer Praxis tätig.

Klett-Cotta
www.klett-cotta.de

Printed in Germany
Umschlag: Klett-Cotta Design
Foto: © fotolia/Frank Ramspott
Gesetzt aus der Berling von Kösel Media GmbH, Krugzell
Gedruckt und gebunden von Esser printSolutions GmbH, Bretten
ISBN 978-3-608-96375-5

Dritte Auflage, 2018

Bibliographische Information der Deutschen Nationalbibliothek
Die Deutsche Nationalbibliothek verzeichnet diese Publikation in der Deutschen Nationalbibliographie; detaillierte bibliographische Angaben sind im Internet über <http://dnb.d-nb.de> abrufbar.

Für Ellen und meine Kinder
Carola, Anita und Sebastian

Inhalt

I. Einführende Bemerkungen

> *Psychoanalyse ist eine gelebte emotionale Erfahrung. Als solche kann sie nicht übersetzt, transkribiert, aufgenommen, erklärt oder mit Worten verstanden oder erzählt werden. Sie ist, was sie ist. Dennoch glaube ich, daß es möglich ist, etwas über diese gelebte Erfahrung zu sagen, das insofern wertvoll ist, als man über bestimmte ihrer Aspekte nachdenkt, über das, was sich zwischen Analytikern und ihren Patienten ereignet, wenn sie sich auf die psychoanalytische Arbeit einlassen (Ogden 2004, S. 857).*

Die folgende Arbeit befasst sich mit zwei zentralen Problembereichen der analytischen Profession: zum einen mit der psychischen Arbeit, also den seelischen Leistungen und Funktionen des Analytikers, die dieser zur Herstellung, Aufrechterhaltung und Beendigung der analytischen Situation entwickeln und immer wieder hervorbringen muss, um eine möglichst positive Entwicklung des Analysanden zuzulassen und zu fördern, und zum anderen mit den negativen Affekten wie Angst, Schuldgefühl und Scham, die diese seelische Arbeit unvermeidlich begleiten, sie einschränken oder sogar verhindern können und dann nicht selten zu negativen Folgen für die Entwicklung der analytischen Behandlung und Beziehung führen können. Diese Überlegungen münden in dem Postulat einer »phobischen Position« des Analytikers, die als eine Abwehrposition gegenüber bewussten und vor allem unbewussten Ängsten, Schuld- und Schamgefühlen verstanden werden kann und deren Kenntnis und immer wieder notwendige Be- und Durcharbeitung für die Etablierung einer stabilen psychoanalytischen Identität als zwingend erforderlich erscheint. Die glückliche Formulierung vom Wagemut, immer wieder von Stunde zu

Stunde Analytiker zu sein, die kürzlich Quinodoz und ihre Arbeitsgruppe formuliert haben (Quinodoz et al. 2006), ist gleichsam das Pendant zu dem Titel meiner Arbeit, nämlich der »Angst, Analytiker zu sein«.

In dieser Arbeit möchte ich mich bemühen, den Umfang meiner Überlegungen möglichst knapp zu bemessen, ohne die dabei notwendige Klarheit und Anschaulichkeit zu vernachlässigen. Das enorme Anwachsen von psychoanalytischen und psychotherapeutischen Veröffentlichungen sollte meiner Ansicht nach die Autoren verpflichten, ihre grundlegenden Überlegungen auf einen überschaubaren und lesbaren Umfang zu begrenzen. Als ein Vorbild und eine Anregung sehe ich die wunderbaren Harvard-Vorlesungen von Italo Calvino, in denen er Vorschläge für eine Literatur des nächsten Jahrtausends macht; seine Vorschläge umfassen dabei Leichtigkeit, Schnelligkeit, Genauigkeit, Anschaulichkeit und Vielschichtigkeit (Calvino 1991). Auch wenn ich selbst natürlich kein Schriftsteller im literarischen Sinne bin, könnten diese Vorschläge dennoch eine hilfreiche Anregung für psychoanalytische Autoren sein. Man wird schnell in komplizierte Überlegungen kommen, wenn man diese Vorschläge auf psychoanalytische Arbeiten überträgt. Mag der Leser selbst entscheiden, inwieweit es mir gelingen wird, diese Überlegungen von Calvino für die psychoanalytische Thematik zu modifizieren und doch zu beherzigen.

Bevor ich einige der Gründe erwähne, die mich zu den folgenden Überlegungen angeregt haben, ist ein Wort zur Frage der Anschaulichkeit notwendig. In klinischen Arbeiten erwartet der Leser selbstverständlich auch klinisches Material in Form von Stundenprotokollen und Fallbeschreibungen, welche die Darstellungen stützen und belegen sollen. Die wissenschaftliche und ethische Problematik scheint mir dabei nach wie vor weitgehend ungelöst, aber ich werde hier nicht detailliert auf sie eingehen. Die kasuistischen Beispiele dieses Buchs sind ausschließlich als Illustrationen aufzufassen, die es dem Leser ermöglichen sollen, meinen Gedanken und Eindrücken zu folgen und sie gegebenenfalls auch zu modifizieren oder zu widerlegen. Bei diesem eher heiklen Thema der Ängste des Analytikers, das ja unvermeidlich auch sehr persönliche Bereiche berührt, werde ich die Analysanden und den Analytiker in den illustrierenden Beispielen nicht nur anonymisieren, sondern auch »verdichten« und generalisieren, so dass ich überwiegend typische Muster beschreiben werde, die keineswegs den Anspruch erheben, auf möglichst objektive Weise bestimmte Sequenzen und konkrete klinische Situationen wiederzugeben. Dennoch möchte ich betonen, dass alle Beschreibungen natürlich auf direkten oder indirekten persönlich klinischen Erfahrungen beruhen.

Die Motivation, mich diesem schwierigen Thema mit einem umfangreicheren Text zu nähern, ist sicherlich vielfältig determiniert. Erst nachträglich wurde mir allerdings deutlicher, dass es sich um die Fortsetzung einer Thematik handelt, die mich seit Beginn meiner analytischen Tätigkeit beschäftigt hat. Die Arbeiten über die sogenannten Gegenübertragungsträume (Zwiebel 1977, 1984, 2002), die Müdigkeitsreaktion (Zwiebel 1992a) und die projektive Identifizierung (Zwiebel 1985, 1988a, b) spiegeln eine Auseinandersetzung mit der Subjektivität des Analytikers in der analytischen Situation wider, die auch zeitlich mit einer bestimmten Entwicklung der psychoanalytischen Theorie der Technik korrespondiert. Eine Besonderheit der psychoanalytischen Arbeit besteht ja vielleicht darin, dass sich die klinischen Erfahrungen erst nach vielen Jahren analytischer Praxis verdichten und klarer formulieren lassen, da viele der analytischen Prozesse recht langsam verlaufen, man diese Erfahrungen nur mit einer relativ begrenzten Anzahl von Analysanden machen kann und man vielleicht auch sinnvollerweise oft sehr vorsichtig mit Verallgemeinerungen und Schlussfolgerungen ist, erscheinen doch sehr viele analytische Beziehungen als hoch spezifisch und fast einzigartig. Buchholz beschreibt diesen Gesichtspunkt besonders eindrücklich:

> »Professionelle Situationen sind einzigartig. Jeder Patient ist für sich genommen ein Universum, wie Erik H. Erikson uns beigebracht hat, der Patient will als solches behandelt werden. Als Therapeut lernt man in der Ausbildung, was Patienten gemeinsam haben, doch wenn man dann in die Praxis kommt, stellt man schockiert fest, daß die Dinge völlig anders sind, weil man nämlich mit einzigartigen menschlichen Wesen zu tun hat.« (Buchholz 2006, S. 440)

Nicht umsonst gilt Geduld als eine Tugend des Analytikers, und dies lässt sich auch auf Erkenntnisse und Einsichten beziehen, die manchmal erst nach vielen Jahren beruflicher Praxis reifen können.

Eine meiner wichtigsten Erfahrungen der letzten Jahre war die Erkenntnis, dass sich selbst nach über 30-jähriger, teilweise intensiver analytischer Praxis kein kontinuierlich festes, stabiles und unerschütterliches professionelles Selbst entwickelt hat, das sich in einer klar definierten psychoanalytischen Identität, einem klaren beruflichen Selbstgefühl und einer auf Vertrauen und Sicherheit beruhenden psychoanalytischen Kompetenz manifestiert, sondern dass diese Gefühle und Funktionen fließend und verletzbar bleiben und dass das professionelle Selbst immer wieder, je nach klinischer und außerklinischer Situation, neu balanciert und reguliert werden muss. Zweifel und Ungewissheit in Bezug auf die Theorie, die psychoanalytische Methodik und das konkrete Vorgehen in jeder einzelnen analytischen Sitzung bleiben also nach meiner Erfahrung ständige Gäste in der inneren Welt des Analytikers. Ich werde im weiteren Verlaufe des Buchs auf diesen »aporetischen Stachel« zurückkommen, den Schneider (2006) kürzlich beschrieben hat, der aber auch eine wichtige Rolle in der Arbeit von Puget (2004) spielt.

Zweifel und Ungewissheit sind jedoch gleichzeitig eine zentrale Quelle von Angst, Scham und Schuldgefühl. Ich selbst ziehe daraus den Schluss, dass diese negativen Affekte und ihre Bewältigung für den Analytiker in seiner Arbeit ubiquitär oder universal sind und nicht per se Ausdruck von unbewältigten, inneren Konflikten, die natürlich auch immer eine gewisse Rolle spielen dürften. Umso erstaunlicher ist es, dass diese Thematik nur selten systematisch dargestellt und diskutiert wird. Ich persönlich nehme an, dass die Zeit jetzt gegeben ist, diese Fragen offensiver und umfassender darzustellen und zur Diskussion zu stellen.

Je länger man die Praxis der Psychoanalyse ausübt, umso wahrscheinlicher wird man auch mit Misserfolgen, gescheiterten oder vielleicht sogar katastrophalen Entwicklungen konfrontiert. Diese können selbstverständlich einen positiven Anreiz darstellen, sich mit den problematischen Seiten der Theorie, der Behandlungstechnik und den eigenen professionellen Fehlern und Grenzen auseinanderzusetzen; in negativer Hinsicht führen sie aber wahrscheinlich auch zu einer verstärkten Verunsicherung, zu Selbstzweifeln, die dann die Ambivalenz gegenüber der analytischen Profession verstärken und das Vertrauen in die Behandlungsmethode ernsthaft erschüttern können.

Meine eigenen Erfahrungen mit diesen Misserfolgen – allerdings ist hier daran zu erinnern, dass Analytiker oft die Ergebnisse ihrer Arbeit selbstkritischer als ihre Analysanden einschätzen (siehe auch Leuzinger-Bohleber et al. 2002) und dass wir oft bedauerlicherweise zu wenig katamnestische Beurteilungen unserer eigenen Fälle überblicken – und Verläufen, die ich als »analytische Katastrophen« bezeichnen möchte (siehe Kapitel IV), haben mich bei ihrer genaueren Betrachtung davon überzeugt, dass die eben erwähnte universale Angst des Analytikers vor der analytischen Situation in diesen Fällen ein besonderes Schicksal durchgemacht hat. Selbst wenn es im Nachhinein fast als unmöglich erscheint, mit einiger Sicherheit alle determinierenden Faktoren für einen Fehlschlag anzugeben, so gewann ich doch mehr und mehr die Überzeugung, dass *ein* Faktor immer eine Rolle spielte, nämlich eine vermeidende Haltung oder Reaktion auf meiner Seite, die sich aber auf ganz unterschiedliche Bereiche bezog: Vermeidung von notwendiger Anerkennung des Analysanden, eine Vermeidung von aktiverer Unterstützung der basalen therapeutischen

Beziehung, Vermeidung von stärkerer Konfrontation mit destruktiven Aspekten der Persönlichkeit, Vermeidung von konsequenterer oder flexiblerer Handhabung des Rahmens, Vermeidung der Analyse eigener Gegenübertragungsreaktionen etc. Diese vermeidenden Einstellungen gegenüber der eigenen Professionalität gründeten meiner Ansicht nach immer in den negativen Affekten von Angst, Scham und Schuldgefühl. So gewann ich schließlich den Eindruck, dass bei diesen negativen Verläufen bei aller Komplexität und Überdeterminiertheit des Prozesses ein eigener Anteil eine Rolle spielte, den ich im Folgenden als »phobische Position« bezeichne und genauer zu beschreiben versuche.

Diese oft latente, aber unvermeidliche professionelle Angst, die durch innere Konflikte mitgeformt und durch Misserfolge verstärkt werden kann, spitzt sich manchmal jedoch auch durch Lebensumstände des Analytikers zu. Da die analytische Professionalität so stark mit seiner Person und seiner seelischen Kapazität verbunden ist, die emotionalen Prozesse bei seinen Patienten aufzunehmen, zu verarbeiten und zu verstehen, wird sie fraglos durch bestimmte, unvermeidliche Lebensereignisse des Analytikers in Mitleidenschaft gezogen. Trennungen, Verluste, Krankheit und drohender Tod stellen Lebenskrisen dar, die für die Person des Analytikers und für sein professionelles Selbst eine starke Belastung werden können. Bei vielen Analytikern ist die professionelle Disziplin so verinnerlicht, dass sie nicht selten über die Grenzen ihrer Belastbarkeit gehen und zu selten den richtigen Zeitpunkt finden, ihre Arbeitsfähigkeit ernsthaft in Frage zu stellen. Die Scham, wenn wir die oft hohen Ideale unserer Profession nicht erreichen, dürfte hier eine wichtige Rolle spielen. Statt also ernsthaft im Sinne der Selbstfürsorge die Arbeitsfähigkeit zu überprüfen oder sich kollegiale oder therapeutische Hilfe zu suchen, versucht der Analytiker dann, irgendwie »über die Runden« zu kommen, und zwar oft in der Form, dass er es nicht mehr wagt, Analytiker für seine Analysanden zu sein, um auf diese Weise den zusätzlichen Spannungen und Belastungen aus dem Wege zu gehen, die mit dem Analytiker-Sein verbunden sind. Dies kann man als eine Folge der phobischen Reaktion ansehen.

Schließlich spielten die Erfahrungen mit der analytischen Ausbildung bei der Formulierung der »phobischen Position« eine nicht unwesentliche Rolle. Bei Analytikern in Ausbildung kann man gleichsam in fast reiner Form die Probleme und Folgen einer phobischen Haltung beobachten und auch ihre Quellen genauer studieren. In den guten Ausbildungsverläufen überwinden die Kandidaten ihre anfänglichen Ängste und Schuldgefühle und können dann auch förderliche analytische Situationen mit ihren Analysanden herstellen; es gelingt ihnen in der Regel auch recht gut, ihre eigene Emotionalität in die Behandlungen, in die Kontrollanalysen und die Fallseminare einzubringen. In den problematischen Ausbildungsverläufen wird die abgewehrte Angst zum zentralen Problem praktisch des gesamten Ausbildungsverlaufes: Die eigene Affektivität der Kandidaten bleibt oft so massiv abgespalten, dass eine positive Identifizierung mit der Methode ausbleibt, die dauerhaft ängstigend und schuldbesetzt bleibt, ohne dass dies aber wirklich bewusst werden kann. Dies öffnet ein Feld von Agieren und Mitagieren, was oft zu destruktiven analytischen Prozessen und destruktiven Ausbildungsverläufen führt. Selbst wenn diese Kandidaten ihren Abschluss machen, bleiben sie der Psychoanalyse und dem analytischen Verfahren gegenüber hoch ambivalent, wenn sie nicht später sogar zu erbitterten Feinden der Psychoanalyse werden. Auf jeden Fall haben sie nicht gelernt, den Wagemut aufzubringen, Analytiker zu sein, bzw. diffamieren auf feindselige Weise jeglichen Versuch dieser Art.

Bevor ich ganz kurz den Aufbau der folgenden Arbeit skizzieren werde, möchte ich eine kurze Annäherung an meinen theoretischen Standpunkt machen. I. Z. Hoffman (2006a) hat kürzlich *Sixteen Principles of Dialectical Constructivism* vorgelegt, die auch für meine Arbeit und die folgenden Überlegungen von zentraler Bedeutung sind; es ist dies meiner Ansicht nach ein Versuch, die eigenen Überzeugungen, das eigene »Credo«, um hier auf eine Arbeit von E. Ghent Bezug zu nehmen, sich selbst und anderen durchsichtiger zu machen (Ghent 1989); in verkürzter Form hier nun die Prinzipien von Hoffman:

1. Die Erfahrungen des Patienten werden immer in ihrer Kontextualität gesehen.
2. Die Realität der analytischen Situation ist co-konstruiert, und zwar durch die inneren Strukturen von Patient und Analytiker; die Dichotomie von *intrapsychisch* und *interpersonal* wird als überholt betrachtet.
3. Die unvermeidliche Partizipation des Analytikers an der analytischen Beziehung ist ihm selbst aus unbewussten Gründen (deskriptiv oder auch dynamisch betrachtet) nicht transparent.
4. Der Analytiker kann sich nicht als Wissender einer objektiven Wahrheit betrachten; Patient und Analytiker sind beide »Schiedsrichter« der Wahrheit.
5. Der Analytiker wird ermutigt, sich mehr auf die analytische Beziehung einzulassen, einschließlich des Wagnisses von Enactments in der Übertragung-Gegenübertragung. Die Beziehungen zwischen Enactments oder Wiederholungen auf der einen Seite und neuen Erfahrungen auf der anderen Seite sind komplex und oft paradox.
6. Die analytische Neutralität und Objektivität ist ein Mythos; es erscheint wichtig, zwischen unerlaubten Wünschen und legitimen entwicklungsnotwendigen Wünschen und Bedürfnissen zu unterscheiden.
7. Der Beitrag des Analytikers sollte von ihm selbst kritisch reflektiert werden, und er sollte für diesen seinen Beitrag die Verantwortung übernehmen.
8. Die bislang angeführten Einstellungen haben ihre Vorteile und Risiken. Die Gefahren von Verführung und Verlassenheit müssen ständig überdacht werden, und damit muss die Gefahr einer Retraumatisierung im Auge behalten werden.

Die folgenden acht Punkte sieht Hoffman als ganz besonders spezifisch für den »dialektisch-konstruktivistischen« Ansatz an:

9. Eine Grundannahme ist, dass ein Großteil der Realität vieldeutig und unbestimmt ist. Während der Tod als absolute Gewissheit betrachtet wird, sieht man die soziale Realität als konstruiert an. Diese Natur der Wirklichkeit ist nicht völlig vorhersehbar, und ihre Quellen können nicht völlig erkannt werden. Bedeutung wird auf dem ständig drohenden Hintergrund des Todes konstruiert. Der unerbittliche Fluss der Zeit schafft eine Dringlichkeit, Entscheidungen zu treffen, die immer mit Ungewissheit und Verlusten verbunden sind.
10. Patient und Analytiker werden in ihrer Verantwortung als frei Handelnde betrachtet; für die analytische Situation bedeutet dies, dass beide Partner Verantwortung für die Qualität der analytischen Beziehung tragen (mit einer Infragestellung der klassischen Auffassung der freien Assoziation). Vor allem wird der Analytiker ermutigt, sich spontaner und direkter einzubringen. Dieses Tragen der Verantwortung für die Co-Konstruktion der Wirklichkeit stellt eine schwere Aufgabe dar.
11. Die notwendige Asymmetrie der analytischen Situation fördert die Übertragung, die den Analytiker mit einer Macht und Autorität ausstattet, die als »ironisch« zu bezeichnen ist, da ihr Ursprung ebenfalls analysiert wird und sich letztlich als irrational erweist. Die rollenbezogenen Aspekte der analytischen Autorität haben rationale und irrationale Seiten. Die ritualisierte analytische Rolle und die spontane Teilnahme des Analytikers stehen in einer dialektischen Beziehung. Die Autorität des Analytikers ist nur »ironisch« zu betrachten, da sie einerseits ihre Quellen in der Übertragung hat und andererseits durch die persönliche Teilnahme des Analytikers im Geiste von Gegenseitigkeit seine Verletzlichkeit, seine Fehlbarkeit und sogar seine Neigung zur Ausbeutung offenbart.

12. Die Rolle des Rahmens wird auch in ihrer Dichotomie (klarer Rahmen schafft Sicherheit, unklarer Rahmen schafft Gefahr) in Frage gestellt. Einwände des Patienten gegen den Rahmen müssen auf einer realen Ebene ernst genommen werden. Im Wesentlichen geht es um die Flexibilität des Rahmens und die ständige Reflexion, dass auch ein »sicherer Rahmen« eine dunkle Seite haben kann.
13. Das persönliche Einlassen und die Technik des Analytikers werden in einem dialektischen Verhältnis betrachtet. Die Authentizität des Analytikers erscheint als zentrales Problem und gilt als Schlüssel für die therapeutische Wirkung des Prozesses. Selbstausdruck und analytische Disziplin stehen also in einem dialektischen Spannungsverhältnis. Das, was der Patient am meisten braucht, sind eine emotionale Beteiligung und eine relativ distanzierte, theoretisch informierte analytische Haltung. Ich verweise hier auf das Buch *Ritual and Spontaneity in the Psychoanalytic Process* von I. Z. Hoffman (1998).
14. Wiederholung und »neue Erfahrung« stehen auch in einem dialektischen Verhältnis; das neurotische Mitagieren des Analytikers kann gleichzeitig eine kreative Entwicklung einer neuen Erfahrung bedeuten. Dies heißt auch, dass Neurose und Gesundheit nicht dichotom zu verstehen sind.
15. Der Faktor des destruktiven Neides kann überwunden werden, wenn der Patient dem Analytiker verzeihen kann, dass dieser ein Mensch wie jeder andere ist.
16. Diese Theorie bezieht sich nicht nur auf die Epistemologie, sondern auch auf die Natur des therapeutischen Prozesses. Die beschriebenen Haltungen des Analytikers stellen Eigenschaften eines »guten Objekts« dar, auf das der Patient für seine Veränderungen angewiesen ist. Vor allem geht es um eine Balance zwischen multiplen Polaritäten, die nicht aufgehoben werden darf.

Einige der hier aufgeführten Postulate werde ich im weiteren Verlauf dieses Buches genauer diskutieren. Hier möchte ich festhalten, dass ich in fast allen Punkten auf dem Hintergrund meiner klinischen Erfahrungen mit diesen zentralen Grundannahmen von Hoffman übereinstimme, auch wenn ich immer wieder beeindruckt bin, wie schwierig ihre Umsetzung oder Realisierung in der realen, alltäglichen klinischen Praxis ist. Die Kluft zwischen grundlegenden Prinzipien oder Grundannahmen – bzw. dem »Credo« – und der realen Wirklichkeit in der konkreten Stunde zu sehen ist für mich immer wieder sehr eindrucksvoll. Da sich diese Kluft nicht schließen lässt, sie manchmal größer und manchmal kleiner, aber immer mit Gefühlen der Spannung, des Unbehagens und der Ungewissheit verbunden ist, spielen nach meiner Auffassung die negativen Affekte eine so wichtige und oft vernachlässigte Rolle.

In diesem Zusammenhang erwähne ich die wichtige Arbeit von N. Treurniet, der eine Reihe von Normen und Werten für eine psychoanalytische Ethik formuliert, die sehr viel Ähnlichkeit mit den von Hoffman formulierten Prinzipien haben: die nicht-symmetrische Gleichwertigkeit von Analytiker und Analysand beim Hervorbringen der Bedeutung, die Offenheit des Analytikers gegenüber seiner eigenen Subjektivität, eine nicht-intrusive, bestätigende Haltung des Analytikers, die spontane Bereitschaft, sich immer wieder von sich selbst täuschen zu lassen, und das Oszillieren zwischen Agieren und Introspektion. Und vielleicht in unserem Zusammenhang am wichtigsten:

> »Die Fähigkeit nämlich, trotz des Unbehagens auf Grund der Spannungen, die ein agierender Analysand erzeugt, mit ihm emotional in Kontakt zu bleiben; und wie wir heute wissen, auch trotz des oft noch größeren Unbehagens des Analytikers, wenn er mit der Entdeckung befaßt ist, daß er seine Gegenübertragung bereits teilweise auslebt. *Dabei ist es ein absolut notwendiges Paradox, daß dieses Ausleben unangenehm, unfreiwillig, wider Willen, also unabsichtlich und unwillkürlich sein muß, um nicht unerwünscht zu sein*« (Treurniet 1996, S. 28).

Die hier angesprochene Toleranz für die Widersprüche, Paradoxien und vor allem das unvermeidliche Unbehagen des Analytikers steht daher auch im Zentrum der folgenden Arbeit: Wie gelingt es dem Analytiker immer wieder, diese unvermeidlich unlustvollen Momente in der analytischen Arbeit zuzulassen und sie für den Prozess kreativ und hilfreich zu nutzen und sie nicht abzuspalten, zu projizieren, sie wegzudenken etc.? In gewisser Weise handelt es sich hier auch um ein Plädoyer für einen mit seiner Arbeit zufriedenen Analytiker; dieser Weg führt aber nur über einen tolerablen Umgang mit dem eigenen und dem fremden Unbehagen (siehe auch Zwiebel 2007 [i.Vb.]).

Das vorliegende Buch ist ein Vorschlag, wie man diese angedeutete Kluft zwischen unseren Grundannahmen und der »lebendigen Wirklichkeit« der analytischen Situation sowie das dabei auftretende Unbehagen tolerieren und in ein dem Patienten förderliches Verständnis transformieren kann; dabei versuche ich im ersten Teil, die seelische Arbeit des Analytikers im Sinne einer impliziten Theorie oder einer Alltagstheorie genauer zu beschreiben, um dann im zweiten Teil die Ängste, Schuld- und Schamgefühle, die im Zusammenhang mit dieser seelischen Arbeit auftauchen können, klarer zu fassen und schließlich im dritten Teil das Konzept einer »phobischen Position« darzustellen, das eine mehr oder weniger unbewusste Vermeidung dieser seelischen Arbeit und ihrer einzelnen, genauer zu beschreibenden Funktionen darstellt. Es wird jedoch hoffentlich deutlich werden, dass auch die phobische Position selbst, jedenfalls passager, ein unvermeidlicher Aspekt der analytischen Tätigkeit ist und dass auch ihre Kenntnis keinen Raum außerhalb der analytischen Beziehung eröffnet, in dem man vor dem Feuer der affektiven Beziehung und Verstrickung der analytischen Situation dauerhaft geschützt wäre.

II. Über die seelische Arbeit des Analytikers in der analytischen Situation

1. Einleitung

In diesem ersten Teil des Buchs möchte ich den Versuch machen, aus meiner Sicht die psychische Arbeit des Analytikers, die er zur Herstellung, Aufrechterhaltung und Beendigung der analytischen Situation leisten muss, als eine Form der »inneren Arbeitsweise« zu beschreiben. Dabei will ich von der realtypischen und nicht von der idealtypischen Situation ausgehen, mit anderen Worten: von einem professionellen Alltag, in dem der Analytiker von Stunde zu Stunde, von Tag zu Tag und von Woche zu Woche mit durchaus schwankendem inneren Gleichgewicht immer wieder bemüht ist, die notwendigen seelischen Funktionen für die analytische Aufgabe zu entwickeln und aufrechtzuerhalten. Die folgenden Ausführungen über diese innere Arbeitsweise verstehe ich als den Versuch, mir selbst und dem Leser meine eigene Alltagstheorie bzw. meine inoffizielle oder implizite Theorie bewusst zu machen (siehe auch Hamburger 1998; Bohleber 2005).

Dazu möchte ich kurz erwähnen, dass diese Thematik der privaten oder impliziten Theorien des Analytikers in den letzten Jahren auf ein zunehmendes Interesse stößt. Bohleber hat kürzlich über den Gebrauch von veröffentlichten und persönlichen Konzepten und Theorien in der klinischen Praxis berichtet und dabei erste Ergebnisse der »EPF Working Party of Theoretical Issues« mitgeteilt. Bohleber fasst als erstes Ergebnis der Diskussion die Vektoren »Bewusst/Unbewusst«, die Vektoren der Konzepte, des Handelns, der Objektbeziehungen, von »Kohärenz und Widerspruch« und den Vektor Entwicklung zusammen (Bohleber 2005).

Es ist meine Auffassung, dass diese Reflexion der eigenen klinischen Alltagstheorien, die eine Legierung von persönlichen und klinischen Erfahrungen mit theoretischer Reflexion darstellen, einem elementaren, professionellen Bedürfnis entspringt, das Winnicott schon vor vielen Jahren in einem anderen Zusammenhang als wesentliche »Überlebensaufgabe« des Analytikers beschrieben hat, nämlich die Aufgabe, als Analytiker »wach, lebendig und gesund« zu bleiben (Winnicott 1990). Man kann wohl darüber hinaus auch davon ausgehen, dass der Analytiker immer wieder mit der Frage beschäftigt ist, was eigentlich einen »genügend guten« Analytiker ausmacht und ob er die damit verbundenen Eigenschaften und Funktionen selbst ausreichend zu verkörpern vermag. Es wird später im Zusammenhang mit der Diskussion der Identität und der Identitätsängste noch deutlicher werden, dass diese sicherlich notwendige Reflexion überwertig werden und dann einen wichtigen Beitrag zur Verstärkung einer »phobischen Position« darstellen kann.

Als *innere Arbeitsweise* verstehe ich das Wahrnehmen, Fühlen und Denken des Analytikers, das durch einen besonderen Be- und Verarbeitungsprozess zu Erkenntnis, Verstehen, zur Deutung und Handlung führt, die man als für die psychoanalytische Situation spezifisch betrachten kann.[1] Das Ziel dieser inneren Arbeit ist, wie schon erwähnt, die Etablierung der analytischen Situation, sodann, einen für den Analysanden förderlichen Beziehungsprozess zu ermöglichen, und vor allem, die psychische Realität des Analysanden zu verstehen und zu deuten. Diese innere Arbeitsweise, die von ihrer Natur her als ein ganzheitlicher und einheitlicher Prozess aufzufassen ist, lässt sich dennoch aus unterschiedlichen Perspektiven und mit unterschiedlicher Fokussierung etwas detaillier-

[1] Auf die Thematik des »Durcharbeitens«, das von Freud im Zusammenhang mit Erinnern und Wiederholen beschrieben wurde und das als Begriff nicht eindeutig geklärt worden ist, werde ich später noch einmal zurückkommen (Freud 1914; Laplanche & Pontalis 1973).

ter beschreiben; im Weiteren werden ich folgende vier Perspektiven beschreiben, die jedoch nicht als sukzessives Modell aufgefasst werden sollten, sondern eher – einem Beispiel aus der Musik folgend – als ein »Thema mit Variationen«:

- die innere Arbeitsweise des Analytikers aus der Sicht der analytischen Position (Abschnitt 2);
- die innere Arbeitsweise aus der Sicht des reflexiven und selbstreflexiven Modus des Erlebens, Denkens und Handelns (3);
- die innere Arbeitsweise aus der Sicht des Zulassens und Erkennens von Störungen und Krisen (4);
- und die innere Arbeitsweise aus der Sicht der Transformation dieser Störungen und Krisen (5).

Es handelt sich um Perspektiven, die in meiner eigenen klinischen Arbeit den bislang größten Stellenwert bekommen haben und die ich im Sinne einer klinischen Alltagstheorie bereits in einigen früheren Arbeiten zur Diskussion gestellt habe (Zwiebel 2002, 2003, 2004a). Die folgende Arbeit führt eine weitere Perspektive ein, nämlich die einer »phobischen Position«. Wie schon in der Einleitung angedeutet, versuche ich mit diesem Begriff eine defensive Haltung des Analytikers gegenüber seiner eigenen inneren Arbeitsweise zu beschreiben, die über kurze Momente der Hemmung und Vermeidung hinausgehen und einen nicht-förderlichen Einfluss auf die Entwicklung der analytischen Beziehung ausüben kann. Die Nähe zum Begriff der Gegenübertragung und des Gegen-Widerstandes wird später ausführlicher zu besprechen sein.

2. Über die analytische Position, oder: Ein Ort der Ortlosigkeit

Mit dem Begriff der analytischen Position mache ich den Versuch, die wichtigsten seelischen Funktionen des Wahrnehmens, Erlebens und Denkens und deren Durcharbeitung in Richtung Erkenntnis, Verstehen, Deutung und Handlung zusammenzufassen und darüber hinaus eine mikropsychologische Beschreibung der einzelnen Elemente oder Komponenten vorzunehmen. Gleichzeitig ist in dem Begriff die Annahme eines Beziehungsfeldes impliziert, in dem sich der Analytiker auf eine besondere, einzigartige Weise positioniert. In der Regel wird dieser Begriff der Position eher informell verwendet und wird nicht ausdrücklich der Versuch gemacht, ihn einer klaren Definition zuzuführen. Thomä (1999) beispielsweise hat in seiner sehr fundierten Arbeit über Theorie und Praxis der Übertragung und Gegenübertragung mehrfach die Bedeutung des »Standortes« des Analytikers formuliert und dabei die Wichtigkeit eines »extraterritorialen Haltepunktes« beschrieben (worauf ich später noch einmal zurückkommen werde). Kürzlich hat Bollas sehr prägnant die Qualität dieses Standortes formuliert, der auch für meine folgende Arbeit leitend ist: »Ein Psychoanalytiker zu sein, bedeutet sicher, einen Platz einzunehmen, der vielleicht komplexer ist als jede andere menschliche Beziehung« (Bollas 2006, S. 945).

Ich möchte betonen, dass es sich nicht um einen statischen, sondern um einen dynamisch-relationalen Begriff handelt: Wird die Position zu einer Bastion, was durchaus in manchen analytischen Entwicklungen geschehen kann, dann haben wir es eher mit den Folgen einer »phobischen Position« zu tun.[2]

---

[2] Der Begriff der Position erscheint dann gerechtfertigt, wenn man ihn als Ausdruck einer dynamischen, intersubjektiven Bewegung in einem bipersonalen Beziehungsfeld versteht und den damit angedeuteten Ort in seiner Paradoxie versteht, so dass man die Position auch als »Ort der Ortlosigkeit«

Ich schlage vor, sich diese analytische Position als ein Netzwerk von kognitiv-affektiven Funktionen vorzustellen, die aus einer *Kernaktivität* – der spezifischen Form des Zuhörens und Deutens in der unmittelbaren Situation und Sitzung mit dem Analysanden – und verschiedenen *Randaktivitäten* oder *Voraussetzungen* besteht – den Theorien, der Persönlichkeit des Analysanden und Analytikers und der sozialen Umwelt –, die aber alle miteinander eng verbunden, wenn auch unterschiedlich aktiviert sind (vgl. Abb. 1).

Im Idealfall tritt die *Kernaktivität* in den Stunden mit dem Analysanden in den Vordergrund, während die *Voraussetzungen* im Hintergrund bzw. in der Latenz verbleiben, auch wenn sie nicht ohne Einfluss auf das Verstehen und Deuten des Analytikers sind, da ein theoriefreies Erkennen und Verstehen nicht möglich ist. Bereits hier möchte ich darauf hinweisen, dass diese positionelle Betrachtung eine oszillierende Bewegung impliziert, die eine zentrale balancierende Funktion hat, welche in meinen Augen für die

---

verstehen oder mit dem Begriff der Atopie, wie ihn G. Schneider (2002) verwendet hat, beschreiben könnte. Allerdings gibt es in der psychoanalytischen Literatur einige unterschiedliche Verwendungen des Begriffs der »Position«. H. Faimberg spricht von einer »Gegenübertragungs-Position«, ein Begriff, der aus einem vergleichbaren Kontext entwickelt wurde. So geht es auch ihr um die psychische Aktivität des Analytikers während der Sitzung, die sie zentriert sieht um das Zuhören auf das, was der Patient sagt und nicht sagt. Daraus ergebe sich auch die unvermeidliche Asymmetrie, die sie als eine wesentliche Begründung für den Begriff der »Position« sieht. Ihre Verwendung des Begriffs der »Gegenübertragungs-Position« rechtfertigt sie mit der zentralen Funktion des Analytikers, der sein Zuhören auf die Übertragung des Patienten fokussiert. Auch Faimberg betont, wie auch noch später deutlich werden wird, die besondere Bedeutung der Position des Nicht-Wissens; ihr ist insbesondere die Angst vor dem Nicht-Wissen bedeutsam (Faimberg 1992). Die Kleinianischen Positionen werden dagegen aus einem anderen Kontext beschrieben, es geht dort nicht um die Beschreibung einer professionellen Position. Auch die Formulierung einer zentral-phobischen Position bezieht sich auf spezifische Merkmale von Analysanden in ihrer Reaktion auf die Anforderungen der analytischen Situation (siehe auch Green 2002).

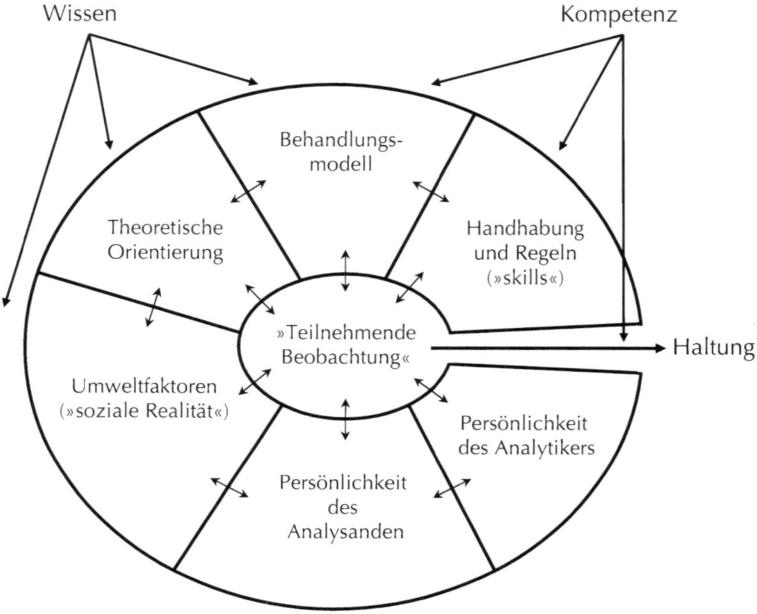

Abb. 1: Die Position *des Analytikers: Kern und Voraussetzungen*

innere Arbeitsweise des Analytikers absolut zentral ist – etwa die oszillierende Balance zwischen Präsenz und Reflexion.

Voraussetzungen bzw. Randaktivitäten der analytischen Position

Bevor ich im Weiteren vor allem einige Anmerkungen zur Kernaktivität, zum Kern der analytischen Position, machen werde, möchte ich einige Überlegungen über die *Voraussetzungen* anstellen, die allerdings jeweils nur weniger ausführlich angesprochen werden können. Ich werde sie auch mehr von ihrem Rahmen her beschreiben und den Leser ermutigen, sie mit seinen eigenen spezifischen Inhalten zu ergänzen.

Erste Voraussetzung: Das theoretische Wissen

Bei dieser Voraussetzung handelt es sich vor allem um das theoretische Wissen, das sich auf die psychoanalytische Theorie insgesamt bezieht. Basal bleibt sicherlich Freuds Verständnis der Psychoanalyse als Theorie unbewusster Prozesse, als Behandlungsverfahren, als allgemeine, psychologische Theorie der Persönlichkeit und Entwicklung und schließlich als angewandte Psychoanalyse bzw. Kulturwissenschaft (Freud 1923). Darüber hinaus wird schnell deutlich, dass es kaum einen wirklichen »common ground« über die zentralen Grundannahmen der psychoanalytischen Theorie gibt: Multiple Determiniertheit aller psychischer Prozesse, die Bedeutung der Metapsychologie, die Triebtheorie, die Theorie des unbewussten, verinnerlichten Konflikts, Theorien des Narzissmus und des Selbst, Todestrieb, intrapsychische und interpersonelle Dynamiken, Intersubjektivität etc., dies alles wird weiterhin kontrovers diskutiert. Auf einer eher impliziten Ebene gehören die Vorstellungen des Analytikers über die Natur des Menschen, über das Wesen seelischer Erkrankung und Gesundheit, über die Entwicklung des Menschen und die Rolle der Umwelt und die Kräfte der Veränderung zu den wichtigen, theoretischen Voraussetzungen der analytischen Position: Annahmen, die aber oft nicht ausreichend reflektiert und in Frage gestellt werden.

Ebenso ist davon auszugehen, dass jeder Analytiker eine mehr oder weniger ausformulierte Theorie über den wissenschaftlichen Status der Psychoanalyse entwickelt, etwa vergleichbar den Überlegungen von Schülein, der zwischen den denotativen Theorien der Naturwissenschaften und den Theorien der Humanwissenschaften unterscheidet (Schülein 1999; dargestellt in Pollak 2004). Danach gehört die Psychoanalyse in den Bereich der konnotativen Theorien, die »keine Zentralperspektive, keine definitive Bestimmung ihres Gegenstandes haben und keine eindeutigen Feststellungen treffen, sondern Thematisierungskorridore erstellen« (Pollak 2004, S. 37). Ihre Sprache bleibt der natürlichen Sprache und

Bildung von Methaphern verbunden. Ihre Ergebnisse sind kontext- und kulturabhängig (ebd.).

Küchenhoff hat vier Ebenen der Theorie unterschieden: die Philosophie oder Weltanschauung des Analytikers, seine allgemeine Einstellung zum Leben und zur Therapie, seine Metapsychologie und seine vorbewusste theoretisierende Aktivität während der Sitzungen (Küchenhoff 2004). Als ein Beispiel für eine ausformulierte Alltagstheorie verstehe ich die kürzlich publizierte Arbeit von N. Symington über »Geistige Gesundheit und Verrücktheit« (»Sanity and Madness«), in der er in metaphorischer Sprache ein Modell von Verrücktheit beschreibt und, daraus abgeleitet, vorschlägt, das Lustprinzip und den Determinismus Freuds in Frage zu stellen und den Wunsch nach Freiheit als dominierendes Motiv des Menschen anzuerkennen (Symington 2006).[3]

Es ist in jedem Fall davon auszugehen, dass das Zuhören des Analytikers ganz wesentlich von solchen theoretischen Prämissen beeinflusst wird. Ferro hat dies in seiner Arbeit über das bipersonale Feld eindrücklich beschrieben. So formuliert er drei wesentliche Perspektiven, die er als die *Freud'sche Perspektive* (in der der Analytiker mit einem Archäologen vergleichbar ist, dem es um das Aufdecken vergangener historischer Ereignisse geht), die *Klein'sche Perspektive* (in der sich das Zuhören auf die intrapsychische, unbewusste Phantasie des Analysanden richtet) und die *Bion'sche Perspektive* (in der die mentalen Funktionen des Analytikers selbst, vor allem auch seine Dysfunktionen, in den Mittelpunkt gerückt werden) bezeichnet. Wie schon in meiner Einleitung deutlich wurde, ließen sich natürlich auch noch andere Perspektiven er-

[3] So besteht sein Modell aus einem gallertartigen Kern, den man sich als aus zersplitterten Teilen bestehend vorstellen kann, und einer Kruste, die sich aus »Gott«, »Leim«, »Wurm« und »Paranoia« stabilisiert. Die Verstärker in Form von Neid, Gier und Eifersucht können sowohl als »Verhärter« der Kruste als auch als »Verflüssiger« des Kerns dienen (siehe die weiteren Einzelheiten und Erläuterungen bei Symington und das spätere Kapitel über den »verletzten Analytiker«).

wähnen, wie etwa die dialektisch-konstruktivistische Perspektive oder Perspektiven von Winnicott, Lacan, Kohut und der intersubjektivistisch-interpersonellen Schulen (siehe auch Ogden 1994; Kernberg 2002).

Als einen aktuellen Versuch, diese theoretischen Voraussetzungen oder Grundannahmen in genereller Weise zu beschreiben, könnte man die Arbeit von M. Solms betrachten, der 14 von Freuds zentralen Thesen aus einer neurowissenschaftlichen Perspektive diskutiert (Solms 2006). Es handelt sich dabei um folgende Thesen:

- die überragende Bedeutung des *Unbewussten* (die von der modernen Neurobiologie weitgehend anerkannt wird) und die spezifische Rolle des *Bewusstseins,* das nach Freud vor allem dazu dient, Gefühle zu erzeugen, Lust und Unlust dem Selbst zu repräsentieren, und zwar zuerst vor allem aus dem Inneren, später auch aus dem Äußeren (Solm 2006,S. 835);
- die zentrale Rolle der *Verdrängung,* die in der Hirnforschung als »motiviertes Vergessen« bezeichnet wird (als ein besonders eindrückliches Beispiel erwähnt Solms die Anosognosie[4]);
- die Bedeutung der *Ersatzbildungen*: dass nämlich verdrängte, unbewusste psychische Inhalte ihren Einfluss auf bewusste Kognition und bewusstes Verhalten durch »Ersatzbildungen«, z.B. in Form von Symptomen oder Fehlhandlungen, geltend machen;
- die Beschreibung des *Primär- und Sekundärvorgangs;*

[4] Allerdings betont Solms auch, dass nicht alle von Freud unter dem Begriff der Verdrängung zusammengefassten Phänomene einen gemeinsamen dynamischen Mechanismus haben; z.B. werden traumatische Erinnerungen erst gar nicht encodiert, oder die infantile Amnesie beruht auf der Unreife des Hippocampus, während das Vergessen von Träumen nach dem Aufwachen auf einer Veränderung der Aktivierung der triebhaft-motivationalen und der exekutiv-kontrollierenden Systeme beruht (Solms 2006, S. 838).

- die Rolle des *Ichs* als Ausdruck von exekutiven, hemmenden Kontrollfunktionen, und zwar vor allem gegenüber den wunschbestimmten, triebhaften Anteilen der Persönlichkeit;
- die Bedeutung des *Lustprinzips*, das besagt, dass menschliches Annäherungs- und Vermeidungsverhalten von Gefühlen der Lust und Unlust motiviert ist (was sich bei bestimmten Patienten mit einem enthemmten Lustprinzip zeigen lässt, wenn die präfrontalen exekutiven Kontrollfunktionen ausgefallen sind[5]);
- die *Libidotheorie*, die gleichsam die Antriebskraft für das Lustprinzip darstellt und in der Form eines allgemeinen Wunschsystems auftritt (das in der Neurobiologie als SEEKING-System identifiziert wurde und das sich auf jegliches Verlangen in Form von Sexualität, Nahrung, Flüssigkeit, Wärme und Wissen bezieht[6]);
- und die wichtige Rolle der *Träume*, die die einzigartige Gelegenheit darstellen, direkt zu erleben, wie das Gehirn unter den Bedingungen des Primärvorgangs funktioniert (Träume stellen danach imaginierte Interaktionen mit Objekten dar, die statt der realen Interaktionen auftauchen, nach denen das SEEKING-System verlangt[7]).

Die Bedeutung des Unbewussten, der Verdrängung, der Ersatzbildungen, der Primär- und Sekundärvorgänge, des Ichs, des Lustprinzips, der Libidotheorie und der Traumbildung wird nach Solms von modernen neurobiologischen Befunden weitgehend gestützt;

---

[5] Solms erwähnt Untersuchungen, die eindeutig die lustvolle Komponente von Konfabulationen zeigen (Solms 2006, S. 846).

[6] Solms schreibt wörtlich: »Zwischen Panksepps SEEKING-System und Freuds ›Libido‹ besteht eine in höchstem Maß bemerkenswerte Übereinstimmung. Ein besseres Beispiel für die buchstäbliche Wiederentdeckung eines Freud'schen Konzepts durch die moderne Neurowissenschaft lässt sich nicht finden« (Solms 2006, S. 848).

[7] Hier noch einmal Solms direkt: »Dieses hohe Maß an Übereinstimmung zwischen Freuds Traumtheorie und modernen neurowissenschaftlichen Ergebnissen, das für die Libidotheorie belegt ist, kommt einem Triumph der Psychoanalyse gleich« (Solms 2006, S. 849).

andere Grundannahmen und Thesen Freuds sind dagegen nicht so eindeutig aus neurowissenschaftlicher Sicht belegt:

- die *Triebtheorie allgemein* (z. B. die fragliche Existenz eines Todestriebs; es werden neben dem SEEKING-System verschiedene relativ eigenständig organisierte Triebsysteme beschrieben, wie etwa RAGE oder CARE, die sich unabhängig voneinander entwickelt haben und das Überleben und die Reproduktionsfitness auf unterschiedliche Weise fördern);
- die *Ätiologie der Neurosen,* die man als gescheiterte Verdrängungen von Vorstellungen aus jedem der multiplen Triebsysteme ansehen sollte (was bedeutet, dass nicht nur sexuelle Konflikte, sondern Konflikte aller Art zwischen den Triebsystemen und dem Ich zu neurotischen Symptomen führen können);
- die *therapeutische Wirkung der Psychoanalyse,* die aus neurowissenschaftlicher Sicht vor allem darin besteht, das Ich, das sich als kontrollierendes Exekutivorgan im Präfrontallappen befindet, zu stärken;
- die *infantile Sexualität* und der *Ödipuskomplex,* die von Solms in seiner Übersicht eher knapp und fast sekundär behandelt werden, während sie doch in der klinischen Psychoanalyse oft im Zentrum der Überlegungen stehen; auch betrachtet er offenbar selbst die psychoanalytischen Theorien zum Unterschied der Geschlechter als eher problematisch und sieht hier mehr frühe Prägungen, die bis ins vorgeburtliche Stadium zurückreichen.

Für unsere positionelle Betrachtung erscheint vor allem bedeutsam, dass der einzelne Analytiker kaum das gegenwärtig verfügbare Wissen überblicken kann und er die Kluft zwischen diesem möglichen und seinem realen Wissen tolerieren muss und vielleicht ein Bewusstsein dafür entwickeln kann, wenn er seine Lücken durch pseudowissenschaftliche Konfabulationen auszufüllen versucht. Wesentlich erscheint auch sein Versuch, sich seiner impliziten Theorien bewusst zu werden, und zwar vor allem dann, wenn sie zu Widersprüchen in seinem professionellen Verhalten führen. In einem späteren Abschnitt werde ich noch einmal etwas ausführlicher auf diese Probleme zurückkommen; ähnlich wie Küchenhoff sehe ich die Notwendigkeit, dass der Analytiker seine theoretischen Annahmen ständig reflektiert und kritisiert, dass er sich um Konsistenz, Angemessenheit und Aktualität seiner Theorien bemühen sollte und einen differenzierten pluralistischen Standpunkt einzunehmen versucht (siehe Küchenhoff 2004). Auch werde ich in der Darstellung der Kernaktivität des Analytikers auf den Zusammenhang von Theoretisieren und unmittelbarer klinischer Arbeit zurückkommen.

Zweite Voraussetzung: Behandlungsmethode

Eine zweite wesentliche Voraussetzung für die Entstehung und Entwicklung der Kernaktivität in der analytischen Situation sind die behandlungsmethodischen Annahmen und Konzepte, die im günstigen Fall in enger, logisch-konsistenter Verbindung mit den theoretischen Grundannahmen stehen. Hier geht es um die Struktur der analytischen Situation und der entsprechenden Konzepte und Modelle, wie ein analytischer Prozess – oder vorsichtiger: die analytische Arbeit – gefördert werden kann.[8] In diesen Bereich gehören die Vorstellungen der freien Assoziation als Grundregel für den Analysanden und der gleichschwebenden Aufmerksamkeit für den Analytiker, der asymmetrischen Beziehung, der wohlwollenden technischen Neutralität des Analytikers, mit dem Ziel, einen emotionalen, regressiven Prozess zu fördern, in dem die pathogenen, verinnerlichten Konflikte des Patienten lebendig und

[8] Hier sei nur J. Schachters Arbeit über die analytische Profession erwähnt. Die Arbeit von Vaughan, Spitzer, Davies und Roose aus dem Jahre 1997 zitierend, kommt Schachter zum dem Schluss, dass Analytiker »nicht zuverlässig beurteilen [können], um was es sich beim Konzept des analytischen Prozesses eigentlich handelt«. Womöglich tauge das ganze Konstrukt nicht und biete keinen Ansatz, der analytischen Situation einen gewissen Sinn abzugewinnen (Schachter 2006).

durch eine neue Erfahrung verändert werden können. Das von Malan beschriebene »Konfliktdreieick« und das auf Menninger (1958) zurückgehende »Einsichtsdreieck« sind beispielsweise solche zentralen behandlungsmethodischen Orientierungen beim Zuhören und Verstehen des assoziativen Prozesses des Patienten: Hier kommt es darauf an, die wesentlichen verinnerlichten Konflikte, wie sie sich in den latenten Wünschen, den Ängsten und den verschiedenen Abwehrmechanismen manifestieren, in Bezug sowohl auf die Vergangenheit als auch auf die aktuelle Lebenssituation und die Übertragungsbeziehung zu verstehen und miteinander in Verbindung zu bringen (Malan 1979).

Es ist interessant, dass die Rolle der freien Assoziation gerade in den letzten Jahren vermehrt in die behandlungsmethodische Diskussion Eingang gefunden hat. F. Busch beispielsweise betont in seinen ich-psychologischen Arbeiten die große Bedeutung des assoziativen Prozesses für den psychoanalytischen Ansatz, äußert sich aber gleichzeitig kritisch über die oft ungenügende Beachtung und Arbeit vieler Analytiker mit diesem assoziativen Prozess. Er schreibt:

> »Es erstaunt mich, dass wir zwar die Bedeutung der Methode der freien Assoziation für den analytischen Prozess betonen, wir aber letztlich wenig Gebrauch von diesem Prozess machen. Statt den assoziativen Prozess als Ganzen zu nutzen, benutzen ihn Analytiker, um nach Zeichen zu suchen. Das Ergebnis davon ist, dass viele Patienten ihre Analyse beenden, ohne dessen gewahr zu sein, und immer noch nicht in der Lage sind, die Methode der freien Assoziation als eine Basis für einen fortdauernden selbstanalytischen Prozess zu nutzen« (Busch 1999, S. 92).

Vermutlich vertritt C. Bollas in seiner jüngst publizierten, sehr kritischen Arbeit einen ähnlichen Standpunkt, wenn er zwei verschiedene Formen der Übertragung unterscheidet, nämlich die Übertragung unbewusster Gedanken auf vorbewusste Inhalte und Vorstellungen und die Übertragung alter, in der Vergangenheit erworbener Beziehungsmuster auf den Analytiker. Der ersten Form der Übertragung dienen die freie Assoziation und die gleichschwebende Aufmerksamkeit – das Modell des Freud'schen Paares –, in der es darum geht, die unbewussten Mitteilungen des Analysanden mit dem eigenen Unbewussten aufzunehmen und zu verstehen. Der Umgang mit der zweiten Form der Übertragung habe, so Bollas, dazu geführt, das gesamte vom Analysanden produzierte Material auf die »Hier-und-jetzt-Beziehung« zum Analytiker zu beziehen, was mit der Gefahr verbunden sei, dass der Analytiker nicht mehr offen zuhöre und letztlich seine mangelhafte Fähigkeit offenbare, die unbewussten Mitteilungen des Anderen aufzunehmen. Bollas beschreibt die Folgen einer solchen technischen Einstellung:

> »Erstens wird der Analysand unbewusst merken, dass der Psychoanalytiker nicht offen zuhört. Die Vorhersagbarkeit und Redundanz dieses Zuhörens macht den Wunsch, sich mitzuteilen, zunichte ... Zweitens merkt die Analysandin allmählich, dass der Analytiker nach Bedeutung im Umfeld der vermuteten Beziehung der Analysandin zu ihm sucht, d.h. es gibt etwas, das Vorrang in der Bedeutungshierarchie heischt ... Drittens sperrt die Analytikerin, wenn sie sofort die ›Übertragung‹ deutet, den Gedankenstrom, der für den Prozess der freien Assoziation wesentlich ist, ab. Es kann keine Bedeutungs-Kette hergestellt werden, da das von Anfang an durch die hartnäckige Deutung der Analytikerin verworfen wird. Analytiker, die in dieser Tradition ausgebildet sind, glauben in ihrem Innersten nicht wirklich an die freie Assoziation« (Bollas 2006).

Genau gegen diesen »Glauben« oder Mythos wendet sich I. Z. Hoffman in seiner kritischen Arbeit über die Rolle der freien Assoziation und der gleichschwebenden Aufmerksamkeit und fordert eine Neubetrachtung aus der Sicht des dialektisch-konstruktivistischen Paradigmas. Nach seiner Auffassung ist mit dem Mythos der freien Assoziation eine mehrfache Verleugnung verbunden, die er folgendermaßen zusammenfasst: die Verleugnung, dass der Patient ein frei Handelnder sei, die Verleugnung des gegenseitigen interpersonellen Einflusses von Analysand und Analytiker und die Verleugnung, dass der Analysand eine Mitverantwortung für die Co-

Konstruktion der analytischen Beziehung trägt. – Im Grunde werden hier zentrale Fragen nach der Rolle des »freien Willens«, der bewussten Entscheidungen und der Verantwortung sowohl beim Analysanden als auch beim Analytiker gestellt.

Diese nur kurzen Hinweise zum Konzept der freien Assoziation und der gleichschwebenden Aufmerksamkeit als einem zentralen Konzept behandlungstechnischer Voraussetzungen zeigen aber bereits, dass es sich um auch heute kontroverse Vorstellungen handelt, die für die Position des Analytikers in seiner Einstellung dem Analysanden und der analytischen Situation gegenüber von wesentlicher Bedeutung sind. Auch hier scheint die Reflexion auf die damit verbundenen impliziten Annahmen auf Seiten des Analytikers von großer Bedeutung für die Entwicklung einer professionellen, analytischen Position zu sein.

Schließlich möchte ich noch die leider bislang zu wenig beachtete Arbeit von U. Moser erwähnen, in der er seine mit Ilka v. Zeppelin entwickelte Traumtheorie mit der analytischen Situation und Beziehung in Verbindung bringt. Zentrale Aspekte seiner Überlegungen berühren das Konzept der Mikrowelten, der affektiven Regulierung und der Unterscheidung von direkter und Übertragungs-Gegenübertragungs-Beziehung. In der analytischen Sitzung, die in unterscheidbaren Phasen verläuft, kommt es nach Moser bei angemessener, affektiver Regulierung (nach dem Prinzip von Sicherheit und emotionalem Involvement) der direkten Beziehung zur Entfaltung einer simulierten, psychoanalytischen Mikrowelt, die als Übertragungs-Gegenübertragungsdynamik beschrieben wird. Der besondere Reiz dieses Modells für die analytische Beziehung liegt in der Korrelation zur Traumtheorie und zum Träumen, wird doch das analytische Setting in besonderem Maße als eine regressive Einladung zum »Quasi-Träumen« oder zur Eröffnung eines Traum-Raumes aufgefasst (Moser 2001; Parsons 2006; Ogden 2006).

Aber auch diese kurzen Hinweise dienen nur als Anregung, die »behandlungsmethodischen Voraussetzungen« mit spezifischen und individuellen Inhalten zu füllen. Ich erwähne hier lediglich einige der offenen Fragen, die mich selbst, als Ausdruck meiner positionellen Reflexion, besondern beschäftigen.[9]

Dritte Voraussetzung: Technik und »Skills«

Die Art und Weise, wie die Theorie und vor allem die behandlungstheoretischen Modelle vom Analytiker in der konkreten analytischen Beziehung praktisch und real umgesetzt werden, kann als dritte grundlegende Voraussetzung unter der Rubrik »Technik und ›Skills‹« beschrieben werden. Im Grunde geht es darum, welche Theorie der Analytiker über die Struktur und die Entstehung der Neurose hat, mit welcher Methode oder welchem Verfahren diese verändert werden kann und, hierauf bezogen, wie dieses methodische Vorgehen in seinen einzelnen praktisch-konkreten Schritten realisiert werden kann.

In diesen Bereich fallen viele unterschiedliche Aspekte der Gestaltung und Handhabung der analytischen Situation, die in der

[9] Es gibt nicht viele Arbeiten, in denen der Autor umfassend seine eigenen zentralen Ideen über die analytische Arbeit formuliert. Als ein positives Beispiel erwähne ich die Arbeit von Ogden, in der er folgende Punkte erwähnt: die Beziehung zwischen dem Bewussten, dem Vorbewussten und dem Unbewussten; das Konzept der Übertragung und Gegenübertragung; das Konzept einer inneren Objektwelt; die Vorstellung eines Zusammenspiels zwischen depressiver, paranoid-schizoider und autistisch-berührender Modalität der Generierung von Erfahrungen und die damit verbundenen Formen der Subjektivität, Angst, Abwehr, Objektbeziehung und des seelischen Wachstums; das Konzept der Spaltung, der projektiven Identifizierung und manischer Abwehr; die Auffassung von dem menschlichen Bedürfnis nach Wahrheit; ein Konzept von seelischer Lebendigkeit und Leblosigkeit; das Konzept eines seelischen Raums zwischen Phantasie und Realität, in dem der Einzelne eine Fähigkeit zum symbolischen Denken entfaltet; die Vorstellung eines analytischen Rahmens; die überragende Rolle der Sexualität für eine gesunde Entwicklung und ihre Rolle in der Psychopathologie; die Vorstellung der psychosomatischen Einheit in der Gesundheit und die enge Verzahnung der sich entwickelnden Fähigkeit zur Symbolisierung und zum Selbst-Gewahrsein mit der Entwicklung von inneren und äußeren Objektbeziehungen (siehe auch Ogden 2004, S. 865).

Literatur in der Regel weniger Beachtung finden; am häufigsten diskutiert werden technische Aspekte der Deutungen, die besondere Betonung der Widerstandsanalyse und des Durcharbeitens. In diesen Bereich gehören aber auch oft sehr zentrale Fragen, die schon bei der Gestaltung des Behandlungsraums beginnen, eine besondere Bedeutung in der Handhabung des Rahmens gewinnen und sich dann vor allem auf die Qualität der spezifischen analytischen Interaktion beziehen: Takt, Einfühlung, Klarheit, Kontakt und Formulierung der Deutungen und anderer Interventionen. Hier nähern wir uns bereits sehr deutlich der gleich zu besprechenden zentralen Kernaktivität des Analytikers, die das unmittelbare Gestalten und die präsenten Funktionen des Analytikers in der einzelnen Sitzung betrifft. Als eine Randvoraussetzung muss jedoch dieser Punkt (Technik und »Skills«) insofern erwähnt werden, als er die expliziten oder impliziten Regeln und Modelle der Handhabung der analytischen Situation und Beziehung durch den Analytiker fokussiert.

In jedem Fall ist davon auszugehen, dass die individuelle Technik und die »Skills« des Analytikers eine wichtige Voraussetzung für die Entwicklung seiner professionellen Position darstellen, wie sie andererseits auch als ein Spiegel dieser Professionalität aufgefasst werden können. Die Formen der Begrüßung und Verabschiedung, die konkrete Gestaltung des Behandlungszimmers, die Anordnung von Couch und Sessel oder von Sessel und Sessel, die Vereinbarungen der Sitzungen und der Umgang mit Fehlstunden, die Frage von verlegten Stunden und Ersatzstunden, der konkrete verbale und nonverbale Austausch, die Beantwortung von Fragen, der Rhythmus von Schweigen und Deuten, die Form, wie reale Unterbrechungen oder reale Ereignisse in der analytischen Beziehung besprochen werden (z. B. auch Erkrankungen des Analytikers oder andere unvermeidliche Absagen), andere mögliche finanzielle Regelungen, der Umgang mit dem Gutachterverfahren der Krankenkassen: viele dieser Aspekte gehören zu der von U. Moser beschriebenen direkten oder realen Beziehung, wobei sie allerdings eine jeweils spezifische Bedeutung in der simulierten Mikrowelt der Übertragung und Gegenübertragung annehmen können und dann der Interpretation zugänglich werden.

Es erscheint mir kennzeichnend für die gegenwärtig schwierige und kontroverse Diskussion der Theorie der Technik, dass diese Voraussetzungen der »Skills« des Analytikers in Falldiskussionen und Publikationen äußerst selten Berücksichtigung finden, obwohl sie oft für ein Verständnis der analytischen Arbeit zentral sind. Dies mag damit zusammenhängen, dass sich in diesem Bereich gar nicht selten normative Debatten entzünden (die berühmte Frage, ob man Geschenke von Patienten annehmen oder Fragen mit der Gegenfrage-Regel behandeln sollte) und jeder Analytiker in diesem Bereich »blinde Flecken« hat, die nur schwer der Selbstreflexion zugänglich sind, hängen sie doch zu einem gewissen Teil auch mit seinem Charakter oder seiner ganzen Person zusammen. Letztlich werden hier auch Fragen der Intuition, der Einfühlung, des Taktes und der Begabung für diese besondere Art der analytischen Tätigkeit berührt, über die der einzelne Analytiker selbst selten eine Gewissheit erlangen kann. Diese Fragen berühren auch Probleme der analytischen Ausbildung, in der man eigentlich immer mit den Möglichkeiten und Grenzen einer ausreichend guten professionellen Entwicklung der Kandidaten befasst ist.

Vierte Voraussetzung: Die Person des Analytikers

Diese kurze Beschreibung der technischen Fähigkeiten hat bereits die Verbindung zur nächsten wichtigen Voraussetzung der professionellen Position geschaffen, nämlich zur Person des Analytikers. Im Grunde können alle Faktoren der Persönlichkeit – Charakter, Biographie, innere Konfliktmuster, aktuelle private Lebenssituation, Alter, Krankheit, berufliche Entwicklung, Ausbildungserfahrungen, Beziehung zum Lehranalytiker und zum eigenen Institut etc. – einen Einfluss auf die Etablierung einer professionellen Position haben. In der Regel wird ja postuliert, dass die Erfahrungen in der eigenen Lehranalyse und in der Ausbildung insofern von großer Bedeutung sind, als sie ein Vertrauen und einen Glauben in die Wirksamkeit der analytische Methode gefördert haben, die zu einer Identifizierung mit dem Verfahren geführt haben.

Einen besonders hohen Stellenwert gewinnen wohl charakterologische Eigenschaften, die man, dem Neurosenmodell entsprechend, kurz skizzieren könnte:

- der eher hysterische Analytiker betrachtet die analytische Situation und Beziehung als eine Verführungssituation;
- der eher zwangsneurotische Analytiker sieht sie als eine Kampf- oder Regelsituation, die sich um Unterwerfung und Auflehnung rankt;
- der depressive Analytiker betrachtet sie als eine Art Gerichtsverfahren oder eine Beichte, in der Schuld gebeichtet und verhandelt wird;
- der phobische Analytiker sieht sie als eine gefährliche, permanent von Trennung bedrohte Situation;
- der narzisstische Analytiker erlebt die Situation als einen permanenten Kampf um Anerkennung und Spiegelung;
- und der schizoide Analytiker betrachtet die analytische Situation als ein kontaktarme, gefühlsisolierte Beziehungsvermeidung.

Natürlich sind dies grobe Schematisierungen, die niemals in einer reinen Form vorliegen und sicherlich auch phasenspezifisch sind und von den jeweiligen Übertragungen des Analysanden und des Analytikers geprägt sind; diese eher unbewussten Beziehungsmuster – die sich umso mehr auswirken werden, wenn sie nicht immer wieder reflektiert und damit auch relativiert werden – prägen jedoch mehr oder weniger die anderen Voraussetzungen und sicherlich auch die zentralen Kernfunktionen. Allerdings muss auch hier wieder betont werden, dass der Faktor »Person des Analytikers« zwar mehr und mehr anerkannt wird, aber immer noch zu wenig in den klinischen und auch theoretischen Diskussionen gewürdigt wird. Der von mir favorisierte dialektisch-konstruktivistische Ansatz streicht die Teilnahme des Analytikers als Person am analytischen Geschehen besonders heraus, etwa wenn I. Z. Hoffmann von der Co-Konstruktion der analytischen Situation durch Analysand und Analytiker spricht.

Der Versuch, eine phobische Position herauszuarbeiten, entspricht genau dieser Vorstellung eines nicht unerheblichen Einflusses der realen Person des Analytikers auf den analytischen Prozess. Da dieser Gesichtspunkt im Laufe der folgenden Arbeit mehr und mehr im Vordergrund stehen wird, beschränke ich mich hier auf diese wenigen Hinweise. Es wird noch deutlich werden, dass bei einer radikalen bipersonalen Auffassung der analytischen Position gerade dieser Gesichtspunkt der »realen Person« des Analytikers eine weithin unterschätzte Rolle zu spielen scheint. Da dieser Gesichtspunkt bei aller verständlichen Schwierigkeit und Hemmung zu wenig reflektiert wird, spielt er umso mehr im inoffiziellen Diskurs eine – wahrscheinlich kaum vermeidbare, aber doch auch bedauerliche – Rolle: Die Einschätzung der professionellen Qualitäten von Kollegen realisiert man beispielsweise besonders an seiner eigenen Überweisungspraxis, die sich oft auch intuitiv an den persönlichen Merkmalen der Kollegen orientiert.

Fünfte Voraussetzung: Die Person des Analysanden

Es mag zuerst erstaunen, dass ich hier vorschlage, auch die Person des Analysanden unter die Voraussetzungen der analytischen Position des Analytikers zu zählen. Dies verweist aber auf die interaktive-interpersonelle Komponente der analytischen Position und versucht zum Ausdruck zu bringen, dass nicht nur die analytische Situation und die Beziehung von Analytiker und Analysand kokreiert sind, sondern eben auch die hier beschriebene analytische Position. Diese wird nicht ausschließlich als eine intrapsychische, innere Struktur aufgefasst, sondern als eine immer wieder durch Interaktion und Austausch zu aktivierende Funktionalität des Analytikers. Gerade wenn wir an extrem schwierige und unzugängliche Patienten denken, wird uns unmittelbar deutlich, dass es ohne eine gewisse Form der Kooperation und eine zumindest unbewusste Hilfe auf Seiten des Patienten, ein gewisses Maß an Motivation und Leidensdruck auf seiner Seite, für den Analytiker äußerst schwierig wird, eine analytische Position zu entwickeln und aufrechtzuerhalten. Damit wird aber auch das Phänomen berührt, dass der Analytiker durch spezifische Problematiken und Persönlichkeitsmerkmale der Analysanden unterschiedlich emotional angesprochen wird, ein Phänomen, das man heute üblicherweise unter dem Begriff der *subjektiven Indikation* zusammenfasst.

In diesen Bereich fällt auch die angenommene und vieldiskutierte Veränderung der Problematiken unserer heutigen Patienten. Mit Sorge muss man die Situation der Ausbildungskandidaten betrachten, die immer schwerer gestörte und schwierigere Patienten als Ausbildungsfälle behandeln – man betrachte nur einmal die Behandlungsberichte der Abschlusscolloquia –, die selbst von erfahrenen Analytikern nicht immer in Behandlung genommen werden würden. Die veränderte Struktur der heutigen Patienten hat Elisabeth Roudinesco in ihrem Buch *Wozu Psychoanalyse?* beschrieben:

> »Was die Patienten der neunziger Jahre angeht, so weisen sie kaum Ähnlichkeit mit denen aus früheren Zeiten auf. Ganz allgemein entsprechen sie genau der depressiven Gesellschaft, in der sie leben. Sie sind stark geprägt von dem zeitgenössischen Nihilismus und weisen narzisstische oder depressive Störungen auf, leiden an Einsamkeit und unter Symptomen von Identitätsverlust. Oft haben sie weder die Energie noch den Wunsch, sich einer langen Analyse zu unterziehen, und so fällt es ihnen auch schwer, regelmäßig die Praxis des Analytikers aufzusuchen. Sie lassen ohne Bedenken Sitzungen ausfallen, und manchmal halten sie nicht mehr als eine oder zwei Sitzungen pro Woche aus. Da ihnen die finanziellen Mittel fehlen, neigen sie dazu, mit ihrer Analyse auszusetzen, sobald sie eine Besserung ihres Zustandes feststellen, auch wenn sie die Analyse bei einer Rückkehr der Symptome wieder aufnehmen. Der Widerstand, in eine Übertragungsbeziehung einzutreten, be-

> deutet, dass die Patienten nach dem Beispiel der Marktwirtschaft, welche die Subjekte als Ware behandelt, ihrerseits nun auch dazu tendieren, die Psychoanalyse wie ein Medikament und den Analytiker als Ablagestelle für ihre Leiden zu benützen« (Roudinesco 2002, S. 5).

Diese zu mindestens teilweise sehr treffende Charakterisierung hat Einfluss auf die Entwicklung der professionellen analytischen Position, und dies vor allem in der kritischen Lernphase des Analytikers in Ausbildung. Diese mehr sozialpsychologisch orientierte Analyse ließe sich klinisch auch auf das zunehmend häufigere Auftreten von »frühen Störungen« beziehen. Besondere Beachtung verdient auch hier wieder Mosers schon erwähnte Arbeit (Moser 2001), in der er ein Syndrom der »frühen Störung« beschreibt, das sich, in seiner Sprache, durch die Unfähigkeit auszeichnet, eine psychoanalytische Mikrowelt auszubilden. Diese keineswegs einheitliche Gruppe von Störungen wird auf Defizite und Traumatisierungen in der Beziehung zum Primärobjekt zurückgeführt und beruht vor allem auf der Persistenz einer bestimmten Beziehungsregulierung auf der Entwicklungsstufe der Situationstheorie und des präkonzeptuellen Denkens.

Die Beschreibung von Moser, in welche Schwierigkeiten diese Patienten den Analytiker bringen, entspricht in meinem Verständnis der Schwierigkeit, eine analytische Position zu etablieren. Dies hängt damit zusammen, dass die Patienten keine psychoanalytische Mikrowelt der Übertragung und Gegenübertragung im Sinne der simulierten Interaktionen entwickeln, weil die affektiven Übertragungen der Patienten als intensiv, aber kaum veränderbar erscheinen und die affektive Sicherheit Priorität hat.

Als besonders charakteristisch beschreibt Moser, dass jede Situation konkret präsentisch erlebt wird und Beziehungen durch direkte Transformationen in Form von Imitation und Modellierung (oder auch Projektion und projektiver Identifizierung) reguliert werden. In seiner weiteren Beschreibung konzentriert sich Moser vor allem auf die affektive Regulierung bei den sogenannten »Frühstörungen«; diese sind: die defensive Steuerung des emotionalen Involvements, die besondere negative Besetzung des Analytikers, die problematische Regulierung des Selbstgefühls, die auf dem Niveau der Situationstheorie direkt in der konkreten Situation geschieht, und die Dementalisierung der Affekte (es können sich keine Phantasien bilden, die Affekte integrieren). Moser schließt dieses Kapitel mit folgenden Bemerkungen: »Die Beziehungsformen der ›frühen Störungen‹ sind wenig interaktiv und wenig kooperativ zwischen den Partnern. Sie zeigen statische Muster. Es wird versucht, diese durchzusetzen und zu bewahren. Änderungen auf dem Wege interaktiver Vorgänge werden vermieden. Es wäre reizvoll und von großer Bedeutung, den Katalog dieser in Metaphern beschriebenen Beziehungsregulierungen zu vervollständigen« (Moser 2001, S. 123).

Eine Fortführung dieses Ansatzes ist die eindrucksvolle Arbeit von Thomas Stark über die masturbatorische Position, in der ein bestimmter Analysanden-Typus beschrieben wird, bei dem sich eine zentrale Form von »psychischer Unzugänglichkeit« zeigt, welche zu charakteristischen Schwierigkeiten führt, eine analytische Position zu entwickeln: »Als Analytiker gerate ich in eine zeitlose Routine, in Irritation, Ohnmacht, Resignation, Verzweiflung, Selbstzweifel, Sarkasmus … Der Analytiker kann in den Stunden an sich eine Verwandlung erleben, vor und nach den Stunden fühlt er sich anders: Ich werde flach, zweidimensional, gelangweilt, besserwisserisch, und ich habe kein intimes genussvolles Gefühl meines Denkraums mehr in der Arbeit. Es entsteht eine Ödnis in mir« (Stark 2005, S. 9 f.).[10]

[10] Diese Schwierigkeiten des Analytikers, eine analytische Position zu entwickeln, werden mit den von Stark beschriebenen Charakteristika der Analysanden in Verbindung gebracht: 1. Masturbation als hauptsächliche sexuelle Praxis, 2. Unverführbarkeit und Genussarmut, 3. Vermeidung, 4. Gefangennahme von Trieb und Objekt mit Omnipotenz und Kontrolle, 5. sadomasochistische Befriedigung, 6. Verleugnung der Zeit (Stark 2005, S. 12).

Es wäre ebenso reizvoll, diese Überlegungen aus einer anderen theoretischen Perspektive, beispielsweise der des dialektisch-konstruktivistischen Paradigmas, zu diskutieren, in dem das Einlassen auf die reale Beziehung eine wahrscheinlich andere Gewichtung bekommt. Manche der Beschreibungen könnten dann als Artefakte aufgefasst werden, die aus einer besonderen Handhabung der analytischen Situation resultieren.

Als eine erste klinische Illustration beschreibe ich eine Situation, in der sich der Analytiker bei einer überwiegend neurotisch eingestuften Analysandin auf eine zurückhaltende und abwartende Position der Patientin gegenüber einstellte, die aber in der ersten Phase der Analyse mehr und mehr ins Agieren geriet, so dass sich vor allem sehr schnell eine negativ gefärbte Übertragung entwickelte. Dem Analytiker fiel es zunehmend schwerer, das teilweise chaotische und affektiv aufgeladene Material zu ordnen und zu verstehen. Die Schwierigkeit, eine adäquate analytische Position zu erreichen, zeigte sich immer wieder in lähmenden Müdigkeitsattacken. Erst als der Analytiker sich auf die dominierende Dynamik von Ab- und Abwesenheit konzentrierte und im Sinne der Moser'schen Auffassung der direkten Regulierung der unmittelbaren therapeutischen Beziehung größere Beachtung schenkte – auch mit der Folge, dass er seine abwartende Haltung durch größere Aktivität modifizierte, änderte sich die analytische Situation grundlegend, und es gelang dem Analytiker immer mehr, eine dieser Patientin angemessene analytische Position einzunehmen.

Es ist dies auch ein Beispiel, wie eine Patientin dem Analytiker helfen kann, seine grundlegenden Annahmen und Einstellungen, wie sie sich in seiner analytischen Position manifestieren, zu überdenken und ihn dazu zu bringen, sich in einer für die Patientin bekömmlicheren Einstellung einzurichten. Es ist dies auch eine kurze Illustration, wie die unmittelbare Erfahrung in der Begegnung mit dem Analysanden zu einer Rückkoppelung mit einer der Voraussetzungen der analytischen Position führt (mit der Überlegung, dass bei bestimmten Patienten die Regulierung der direkten, unmittelbaren Beziehung Vorrang hat) und die Erkenntnis dieses Geschehens sich wiederum auf die unmittelbare Handhabung der analytischen Beziehung auswirkt. Ähnliche Beispiele werden noch folgen.

Dieses kurze Beispiel kann auch eine nicht seltene Entwicklung illustrieren, bei welcher der Analytiker intuitiv eine Revision seiner Überlegungen und Haltungen vornimmt, ohne diese in einen klaren theoretischen Rahmen einordnen zu können; die Arbeit von Moser lieferte in diesem Fall gleichsam den theoretischen Hintergrund, der dann die veränderte Einstellung des Analytikers rechtfertigte. In diesem Sinne ist auch die Bemerkung von Moser zu verstehen:

> »Die bekannte Tricolore analytischer Tugenden gilt für alle Situationen einer Psychoanalyse, mit oder ohne Ausbildung einer analytischen Mikrowelt: gleichschwebende Aufmerksamkeit, emotionale Sensibilität in der Gegenübertragung und ›freiflottierende Bereitschaft zur Rollenübernahme‹. Der Analytiker generiert offenbar ständig zwei Modelle in seinem Repräsentanzenbereich: eines für die direkte Beziehung und eines für die analytische Mikrowelt. Im Falle der ›frühen Störung‹ wird er sich auf das Erstere konzentrieren müssen, denn er braucht es unmittelbar zur Regulierung der direkten analytischen Beziehung« (Moser 2001, S. 127).

Im Falle des klinischen Beispiels erläuterte die Arbeit von Moser eine Modifizierung der Haltung des Analytikers, die damit aus dem intuitiven Bereich gelöst wurde und ein fester Bestandteil seiner grundlegenden positionellen Überlegungen wurde.

Sechste Voraussetzung: Soziale Umwelt

Analysand und Analytiker leben und begegnen einander nicht in einem von der Umwelt isolierten analytischen Raum, sondern sie sind selbst auf vielfältige Weise von familiären, kulturellen, historischen, gesellschaftlichen, wirtschaftlichen und politischen Strukturen und Prozessen beeinflusst. Die starke Konzentration auf die Übertragung im »Hier und Jetzt« der analytischen Beziehung verdunkelt manchmal den starken, wechselseitigen Einfluss dieser Komponenten auf die sich entwickelnde analytische Beziehung.

Man denke nur daran, mit welcher Häufigkeit bestimmte weltpolitische Ereignisse in den Stunden auftauchen; der 11. 9. 2001 war beispielsweise eines der wenigen Ereignisse, auf das jeder meiner Analysanden zu sprechen kam.

Ich denke an dieser Stelle aber an viel konkretere Einflüsse, die sich auf ein politisches und kulturelles Klima beziehen (z.B. die Über- und Unterschätzung der Psychoanalyse), an die wirtschaftliche Situation (z.B. die Zunahme von Arbeitslosigkeit und Angst vor dem Verlust der Arbeit), das Bild von psychiatrischen und psychischen Störungen (etwa eine anhaltende Ausgrenzung von psychisch Kranken und die schwankende Akzeptanz von Psychotherapie allgemein) und die Entwicklung des Gesundheitssystems (etwa die Folgen des Krankenkassensystems, die Einführung des Psychotherapeuten-Gesetzes und der Qualitätskontrollen). Auch die Konkurrenz auf dem Psychotherapeuten-Markt, die Ergebnisse der Psychotherapie-Forschung und vor allem die wirtschaftliche Situation der Analytiker und Therapeuten wirken sich in oft unübersehbarer Weise auf die unmittelbare analytische Position aus, vor allem wenn diese Faktoren nicht ausreichend berücksichtigt werden. Man macht indikatorische Zugeständnisse, die sich langfristig ungünstig auf die analytischen Verläufe auswirken.

In jedem Fall ist es nicht leicht, den Faktor dieser »Realitäten« angemessen zu würdigen und ihn weder als Rationalisierung noch als unumstößliche Faktizität zu überschätzen. Im Rahmen dieses Buchs mag es bei diesen Andeutungen bleiben.

Über den Kern der Analytischen Position

Alle diese eben nur knapp skizzierten Voraussetzungen tragen auf komplexe Weise und interdependent zur spezifischen Haltung des Analytikers in der analytischen Situation bei, die ich als den Kern der analytischen Position bezeichnen möchte (siehe auch Abb. 2).

Dabei handelt es sich um die aktuelle, präsentische seelische Aktivität von Moment zu Moment in der analytischen Beziehung,

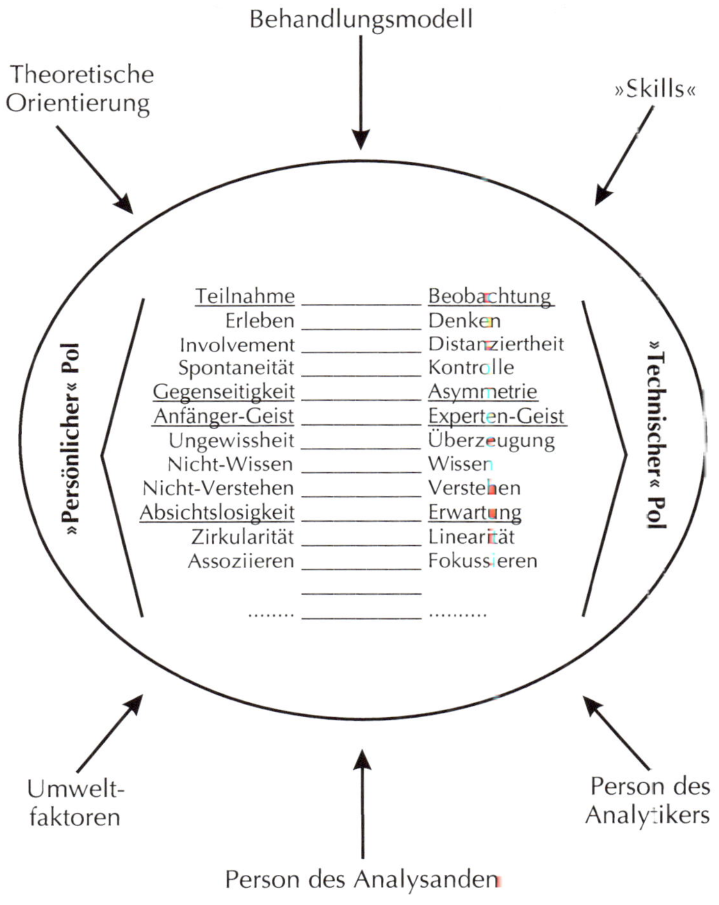

Abb. 2: Der Kern der analytischen Position

die einen bestimmten Erlebens-, Denk- und Handlungsmodus des Analytikers als zentrale Funktion zum Ausdruck bringt. Diese psychische Tätigkeit lässt sich als ein oszillierendes Spannungsfeld zwischen grundlegenden Bipolaritäten beschreiben, was etwa in der Bezeichnung der gleichschwebenden Aufmerksamkeit oder dem Begriff der teilnehmenden Beobachtung zum Ausdruck kommt.

Gerade der wegen seiner interpersonellen Komponente manchmal vermiedene Ausdruck der teilnehmenden Beobachtung – Thomä (1999) zitiert in seiner schon erwähnten Arbeit I. Z. Hoffman, der vom Analytiker als »participant-constructivist« gesprochen hat – scheint mir dieses bipolare Spannungsfeld besonders klar zu umschreiben: Teilnahme am Erleben des Analysanden als Ausdruck einer unbewussten, empathischen Identifizierung als der eine Pol, beobachtende und bedenkende Distanzierung und Abstandnahme von diesem Erleben als der andere Pol. Die besondere und einzigartige Struktur der analytischen Situation ermöglicht dem Analytiker das Wahrnehmen der eigenen, unbewussten empathischen Identifizierung als Ausdruck des »teilnehmenden« Pols: Der Analytiker wird sich nämlich des eigenen assoziativen und emotionalen Prozesses bewusst, wie er sich in seinen Einfällen, Gefühlen, Phantasien, Erinnerungen und Gedanken manifestiert. Diese erweisen sich als Ergebnis einer unbewussten Resonanz, die in unterschiedlichen Formulierungen als unbewusste Kommunikation, als Ausdruck von projektiver Identifizierung und als primäre oder telepathische Kommunikation beschrieben worden ist (Malan 1979).

Auch im Begriff der gleichschwebenden Aufmerksamkeit ist diese bipolare Struktur angesprochen, auch wenn dies auf den ersten Blick nicht so deutlich wird und die widersprüchliche Gegensätzlichkeit wohl nicht so krass zu formulieren ist: die Polarität zwischen träumender, nicht-fokussierter Achtsamkeit (oder auch Reverie) und fokussierter, konzentrierter Aufmerksamkeit, wobei der eine Pol eine nicht-bewertende, gleichmäßige Achtsamkeit gegenüber allen auftauchenden mentalen Inhalten, der andere Pol eine gewichtende, festhaltende und heraushebende Aktivität beinhaltet.

Als weitere Bipolaritäten, die jeweils eine etwas andere psychische Aktivität akzentuieren, sind folgende in verschiedenen Kontexten beschrieben worden:

- Nicht-Wissen bzw. Nicht-Verstehen vs. Wissen und Verstehen;
- Absichtslosigkeit vs. Zielorientierung und Erwartung;
- Gegenseitigkeit vs. Asymmetrie;
- Assoziieren vs. Fokussieren;
- Anfänger- vs. Experten-Geist.

Zu diesen Bipolaritäten möchte ich im Folgenden nun noch einige Anmerkungen machen.

Die Polarität von *Wissen und Nicht-Wissen* erscheint von besonderer Bedeutung, weil sie der Vorstellung von kompetenter Professionalität am ehesten entgegensteht. Verschiedene psychoanalytische Autoren haben sich mit dieser Problematik detailliert auseinandergesetzt, vor allem natürlich Bion (1967a) in seinem berühmten Diktum »no memory, no desire, no understanding« oder kürzlich G. Schneider (2002) in seiner Beschreibung einer atopischen Haltung, in der eine spezielle Anerkennung des Wissens in seinem fragmentarischen Charakter und damit das Innewerden des Nicht-Wissens, bzw. der Dialektik von Wissen und Nicht-Wissen, beschrieben wird. Danach gehört die Position des Wissens wie die Position des Nicht-Wissens konstitutiv zur analytischen Situation, weil der Analysand, aber auch der Analytiker ihrer eigenen psychischen Realität immer nur sehr begrenzt gewahr werden können. Dies entspricht auch der schon erwähnten Position von I. Z. Hoffman (1998), der davon spricht, dass sich der Analytiker seiner Einflussnahme auf den Analysanden und der analytischen Beziehung nur begrenzt bewusst werden kann. Was in der Analyse begriffen werden kann, ist danach immer nur partiell und momentan wahr, kann oft nur schwer festgehalten werden und muss immer wieder relativiert und in einem unabschließbaren Prozess überarbeitet und durchgearbeitet werden. Der von Keats stammende Begriff der »negativ capability« beschreibt besonders prägnant die notwendige Fähigkeit des Menschen, Nicht-Wissen, Unklarheit und Ungewissheit auszuhalten, eine Fähigkeit, die dem Analytiker besonders viel abverlangt, weil sie in Gegensatz gerät zu den Erwartungen, Phantasien und vor allem den Projektionen des Analysanden, aber auch seinen eigenen Erwartungen und Idealen entgegenstehen kann.

Es scheint mir aber wichtig, hier zu betonen, dass es sich bei der Polarität von Wissen und Nicht-Wissen wie bei den anderen Polaritäten immer um ein balancierendes Gleichgewicht in der unmittelbaren Begegnung der analytischen Sitzung handelt: Die Kunst besteht darin, das natürlich vorhandene Wissen (das sich in den sechs *Voraussetzungen* beschreiben lässt) gleichsam im Hintergrund oder in der Schwebe zu halten und ein Gefühl für das Nicht-Verstandene zu ermöglichen, das sich in der unmittelbaren Gegenwart der analytischen Situation präsentiert. Oder, um es noch einmal anders zu formulieren: ein Gefühl für das Mysterium der analytischen Begegnung und das Mysterium des Anderen zu bewahren, ohne aber die klinische Situation und das einmal Erkannte zu mystifizieren.

Als eine ähnlich bedeutsame Polarität lässt sich die zwischen *Absichtslosigkeit und Zielorientierung* bzw. zwischen *Tendenzlosigkeit und therapeutischen Zielen* beschreiben. Die Arbeiten von Sandler und Dreher sowie die eindrucksvollen Ergebnisse der DPV-Katamnese-Studie (Sandler & Dreher 1999; Leuzinger-Bohleber et al. 2001) zeigen, dass alle klinischen Psychoanalytiker trotz des analytischen Ideals der Tendenzlosigkeit mehr oder weniger explizite Behandlungsziele haben, etwa in Bezug auf die Verminderung der Symptome und Beschwerden der Patienten, Veränderungen in Bezug auf die Lebensgestaltung und die Persönlichkeitsstruktur oder Ziele im Hinblick auf die Realisierung der Behandlungsmethode (Westenberger-Breuer 2001). Ähnlich wie bei der Beschreibung der teilnehmenden Beobachtung lässt sich jedoch auch hier ein bipolares, oszillierendes Spannungsfeld postulieren, das sich in seiner Widersprüchlichkeit nicht auflösen lässt. Das Begehren des Analytikers nach Wissen, Verstehen, Verstanden-Werden, nach Kontakt in einer Beziehung, der Wunsch nach Veränderung und Leidensminderung, all dies ist zwar konstitutiv für die Entstehung eines fruchtbaren analytischen Prozesses; gleichzeitig kann dieses Begehren – wie Freud mit dem Verweis auf den »furor sanandi« (Freud 1913) oder Bion in der schon erwähnten Formulierung von »no memory, no desire« mahnten – ein mächtiges Hindernis werden, die psychische Realität des Analysanden und die unbewusste Beziehungsdynamik authentisch zu verstehen. Diese kann man eben nur in ihrem »In-Erscheinung-Treten« zulassen, aber nicht bewusst, kontrolliert und willentlich herbeiführen und verstehen. Daher lässt sich auch diese Bipolarität nur in ihrer Widersprüchlichkeit oder auch als Dilemma formulieren, etwa als Begehren des Nicht-Begehrens oder so, wie es im Taoismus, aus einem ganz anderen Kontext heraus, als Handeln des Nicht-Handelns bzw. Tun des Nichttuns bezeichnet worden ist. Das Erkennen der eigenen therapeutischen Wünsche – des Wunschs, ein besonders guter Analytiker zu sein, oder nach einem »lebendigen, analytischen Kontakt« mit dem Analysanden – und ihrer Implikationen für die analytische Beziehung ermöglicht eine des-identifizierende und damit auch negierende Abstandnahme von diesen Wünschen, ohne dass diese verleugnet oder abgespalten werden müssen. Das Begehren wird dann zwar erlebbar, beobachtbar und ein Stück anerkannt, aber nicht mehr unbewusst inszeniert oder agiert.

Als eine weitere, grundlegende Bipolarität ist die von *Asymmetrie und Gegenseitigkeit* beschrieben worden. A. Hoffer hat diese in einer viel zu wenig beachteten Arbeit sehr klar, auch als Gegensatz zwischen der Position Freuds und der Ferenczis, herausgearbeitet. Hoffer fasst seine Überlegungen folgendermaßen prägnant zusammen:

> »Meine These lautet, dass Symmetrie und Gegenseitigkeit [als Polarität zur Asymmetrie, R.Z.] eine natürliche, sogar universelle Anziehungskraft ausüben, in der einzigartigen Intimität der analytischen Beziehung ebenso wie in allen anderen Beziehungen auch. Der Analytiker, der sich über die daraus resultierende Spannung im Klaren ist, kann der Versuchung besser widerstehen, die analytische

> Beziehung in eine gewöhnliche zu verwandeln. Unwissentlich kann der Analytiker jene notwendige und normale Spannung in der analytischen Beziehung auf zwei konträre Weisen lösen, erstens, indem er die Asymmetrie steigert und sich in die Haltung des intellektuellen Abstands flüchtet, oder zweitens, indem er die Asymmetrie abschafft und die Beziehung in eine gegenseitige und gewöhnliche verwandelt. Ich bin der Ansicht, der Analytiker sollte sich wie einer verhalten, der auf einem Fahrrad für zwei Personen fährt, sich zuerst nach einer Seite neigend und dann zur anderen, um die notwendige Spannung zu erhalten, damit sich der therapeutische Prozess weiter vorwärtsbewegen kann. Wenn der Analytiker sich des therapeutischen Werts dieser Spannung bewusst ist, kann dieses Wissen ihm helfen, sie zuerst auszuhalten, dann darauf zu achten und sie schließlich in seinen selbstanalytischen Reflexionen miteinzubeziehen – besonders wenn die Spannung plötzlich verschwindet. Die Abwesenheit der jetzt zu erwartenden Spannung dient als Signal dafür, dass der Analytiker sich zu weit in die eine oder andere Richtung geneigt hat. Meine Schlussfolgerung mag für Analytiker entmutigend klingen, denn sie lautet: ›Bleib gespannt!‹« (Hoffer 1993, S. 1038).

Hier wird also diese Beziehungspolarität von Asymmetrie und Gegenseitigkeit sehr klar, auch mit ihren drohenden Entgleisungen, beschrieben, auch wenn die Quelle der Spannung nicht angegeben wird und es sicherlich nicht nur ein Zuwenig, sondern auch ein Zuviel an Spannungen geben kann. Es wird später noch deutlicher werden, dass ich vor allem die negativen Emotionen in Form von Angst, Schuldgefühl und Scham[11] als die wesentliche Quelle dieser unvermeidlichen und notwendigen Spannungen ansehe, dass dieses Spannungsgefühl aber als Indikator für ein bewusstes, erlebnisnahes Gewahrsein der notwendigen Balance oder des In-der-Schwebe-Haltens für den Analytiker sehr wertvoll sein kann. Es sei noch darauf hingewiesen, dass diese Polarität bereits seit den frühen Tagen der Psychoanalyse als eine grundlegende Frage der

[11] Diese Betonung der negativen Emotionen schließt die positiven, libidinösen Emotionen nicht aus, die jedoch in unserem Kontext häufig besonders angstbesetzt sind. Siehe auch Kapitel III.

Behandlungstechnik beschrieben wurde, z.B. als Biopolarität von Versagung und Befriedigung (oder Versuchung) oder auch als Gegensatz zwischen einer mehr mütterlichen oder mehr väterlich orientierten Behandlungstechnik (siehe z.B. Cremerius 1979).

Eine Variante dieser eben besprochenen Biopolarität wäre die von *Abstinenz und Agieren* oder, in der Formulierung von Treurniet (1996), von Introspektion und Agieren; gleichermaßen eng verwandt ist die Bipolarität von *Passivität und Aktivität*. In diesen Bereich könnte man auch die Dynamik zwischen dem Intrapsychischen und dem Interpersonellen oder noch allgemeiner die zwischen einem Ansatz der Ein-Personen- und der Zwei-Personen-Psychologie einordnen. Es geht hier um das Spannungsfeld zwischen einer Einstellung des Analytikers, der sich ganz auf die unbewusste, innere Welt des Analysanden bezieht und dessen Konflikte und Probleme aus einer möglichst neutralen, objektiven Sicht – einem extraterritorialen Standpunkt, wie dies Thomä formuliert hat – zu verstehen und zu deuten versucht, vor allem mit dem Ziel, beim Analysanden eine emotionale Einsicht zu erreichen, und einer Einstellung, die sich vor allem auf das unbewusste Beziehungsfeld zwischen Analysand und Analytiker bezieht, in dem es zu unvermeidlichen Interaktionen, einem notwendigen Agieren und Mitagieren und zu Enactments kommt, die Ausdruck der verinnerlichten Beziehungsmuster von Analysand und Analytiker sind, deren Verständnis aber vor allem für eine Veränderung der dysfunktionalen Beziehungsmuster des Analysanden genutzt werden kann.

Einsicht und Beziehung bzw. Wiederholen und Neubeginn stellen somit keine einander ausschließenden Antipoden dar, sondern werden in einem sich gegenseitig bedingenden und hervorbringenden Sinn verstanden. Dieser Punkt ist auch in den von I. Z. Hoffmann bereits erwähnten 16 Prinzipien eines »dialektisch-konstruktivistischen Paradigmas« besonders herausgearbeitet. So gesehen besteht die Kunst des Analytikers darin, sich auf die analytische Beziehung spontan einzulassen, dabei aber gleichzeitig das Ritual dieser professionellen Beziehung mit ihren Grenzen, ihrer Abstinenz und der Fokussierung auf die Innenwelt des Analysanden nicht aus den Augen zu verlieren (Hoffman 1998). Auch auf diesen Punkt werden wir später noch genauer zu sprechen kommen, denn auch das In-der-Schwebe-Halten dieser spannungsvollen Bipolarität erfordert eine Toleranz für die negativen Emotionen und erfordert immer wieder einen gewissen Mut – Quinodoz und ihre Arbeitsgruppe (2006) sprechen von »Wagemut« –, diesen Beziehungsraum immer wieder offenzuhalten.

Als eine weitere Variante dieser multiplen Bipolaritäten erwähne ich die Bipolarität von *Assoziieren und Fokussieren/Strukturieren*. Vor allem R. Klüwer hat kürzlich auf die Notwendigkeit aufmerksam gemacht, die analytische Methode nicht nur aus dem Blickwinkel der freien Assoziation und der gleichschwebenden Aufmerksamkeit zu sehen, sondern auch den Gesichtspunkt des Fokussierens und Strukturierens stärker zu berücksichtigen. Klüwer unterscheidet zu Beginn seiner Arbeit über die psychoanalytische Methode zwischen dieser Methode und der psychoanalytischen Technik; Erstere bezeichnet er als Weg der psychoanalytischen Erkenntnisgewinnung. Er formuliert aufgrund seiner langen Erfahrungen mit der Fokaltherapie den »offenen Widerspruch« zwischen der fokussierenden Arbeit und der gleichschwebenden Aufmerksamkeit. Da der Begriff des Fokus mit den kurztherapeutischen Verfahren verbunden sei, habe er in der Psychoanalyse bislang keine gültige Akzeptanz gefunden. Einen besonderen Bezug in seiner Arbeit nimmt Klüwer auf Schneiders Konzept von Fokalität und Afokalität, das auch hier in meinen Überlegungen als eine wichtige Bipolarität eine Rolle spielt. Ich zitiere Klüwer:

> »Als charakteristisch für die afokale Grundhaltung nennt Schneider vier Merkmale und vier Autoren: die gleichschwebende Aufmerksamkeit (Sigmund Freud), Neutralität im Sinne der Gleichabständigkeit von Es-Ich-Über-Ich (Anna Freud), Reverie, die Haltung des träumerischen Ahnungsvermögens (Wilfried Bion) und die Be-

> reitschaft zur Rollenübernahme (J. und A.-M. Sandler). Als Merkmale der bestimmend-zielausgerichteten Aspekte der fokalen analytischen Technik und Haltung nennt Schneider ebenfalls vier Punkte und vier Autoren: das Durcharbeiten (Sigmund Freud), die Orientierung am Punkt der höchsten Dringlichkeit (James Strachey), die Orientierung an einem Fokus (Michael Balint), die Minifoci der Langzeitanalyse (Helmut Thomä und Horst Kächele)« (Klüwer 2005, S. 45).

Afokalität und Fokalität werden als Modi der analytischen Methode beschrieben, wobei der Begriff der gleichschwebenden Aufmerksamkeit bei Freud und Bion näher bestimmt wird, aber in gewisser Weise auch wieder dunkel bleibt. In jedem Fall spricht auch Klüwer von der Gegenläufigkeit der beiden Modi, die sich als Haltungen von Rezeptivität/Passivität/Lassen/Ungerichtetsein vs. Aktivität/Auswählen/Vor-sich-Hinstellen beschrieben werden. Klüwer erwähnt als besonderes Problem, wie die beiden Modi des Assoziierens und des Fokussierens zusammenkommen können, und beschreibt kritisch die Gefahren der Einseitigkeiten, insbesondere die zu starke Betonung des »Laufenlassens«. Die Folge ist dann, dass zu wenig festgehalten wird, und zwar nicht nur vom Patienten, sondern auch vom Analytiker, allerdings bei Letzterem weniger als Ausdruck des Widerstands als aufgrund der unzureichenden Berücksichtigung des fokalen Modus. In jedem Fall wird wie in meinem hier vorgeschlagenen Ansatz ein Oszillieren zwischen den beiden Modi postuliert, das in seiner technischen Ausführung aber nicht genauer beschrieben wird. Hier fällt auch eine wichtige Bemerkung über das »Durcharbeiten«, das in der Psychoanalyse zu wenig beachtet wurde, was seinen Grund nach Klüwer darin hat, dass das Fokale in der Psychoanalyse vernachlässigt wurde.[12] In seiner abschließenden Bemerkung schreibt Klüwer:

[12] Für das Thema des Durcharbeitens mag auch der Begriff des »Nacharbeitens« wichtig sein, den Klüwer in einer Fußnote notiert. Siehe auch meine Arbeit »Über die psychische Arbeit des analytischen Paares« (Zwiebel 2007b, i.Vb.).

> »Meine Überlegungen führen mich zur Formulierung von zwei gegenläufigen Aspekten der psychoanalytischen Methode: dem Assoziieren und dem Strukturieren. Sie erscheinen als die beiden Zentren dessen, was als das eigentlich Psychoanalytische gelten kann. Das Erste Zentrum ist das dekonstruierende, Verbindungen-Auflösende der freien Assoziation und der ihr zuzuordnenden gleichschwebenden Aufmerksamkeit; das Zweite das strukturierende, wie wir es exemplarisch im szenischen Verstehen ... finden, dem die Formulierung konkreter Deutungen folgt« (Klüwer 2005, S. 55).

In dieser Formulierung wäre dann die gleichschwebende Aufmerksamkeit als der eine Pol, das Fokussieren, das Strukturieren, das Durcharbeiten als der andere Pol der postulierten grundlegenden Bipolarität der Kernaktivität des Analytikers aufzufassen.

Schließlich seien hier noch wenige Bemerkungen über die Polarität von *Anfänger- und Experten-Geist* gemacht. Der Begriff des »Anfänger-Geistes« stammt aus dem Zen-Buddhismus und beschreibt eine spezifische meditative Haltung des Gewahrseins, in dem man vor allem des Gegenwärtigen – als Neuem, Einzigartigem –, aber auch des Unbekannten gewahr wird. In der Beschreibung des »Anfänger-Geistes« in dem berühmten Buch *Zen-Geist, Anfänger-Geist* des japanischen Zen-Meisters Shunryu Suzuki spielt die Unterscheidung von »Großem Geist« und »Kleinem Geist« eine wesentliche Rolle, womit eine radikal subjektive meditative Erfahrung beschrieben werden soll, die die Beziehung zwischen dem Gewahrsein eines geistigen Raumes und den darin auftauchenden mentalen Phänomenen sprachlich zu fassen versucht. Es wird eine Identifizierung mit dem mentalen Raum und eine Des-Identifizierung mit den mentalen Inhalten postuliert: Im Grunde geht es um die Betonung der lebendigen Wirklichkeit des Jetzt und des Gegenwärtigen als dem Ort, an dem der Mensch existiert; diese Tatsache wird in der Sicht Suzukis durch den »Experten-Geist« verdeckt, der in einer Identifizierung mit Gedanken, Erinnerungen und Konzepten besteht und die Erfahrung nach dem Muster bekannter und vertrauter Wahrnehmungen, Erinnerungen und Konzeptualisierungen bzw. auch nach unbewussten Schematisierungen abtastet und strukturiert.

Auch hier lässt sich nach meiner Meinung eine grundlegende, spannungsvolle Bipolarität formulieren, die zwei grundlegende Tendenzen des menschlichen Geistes ausdrückt, nämlich die Tendenz eines primären, reinen Bewusstseins oder Gewahrseins und die Tendenz des diskursiven Denkens; man könnte in diesem Fall auch von einer *Bipolarität von Präsenz und Reflexion* sprechen. Auch wenn diese Gedanken aus einer ganz anderen Geistesströmung kommen, könnte sich der Analytiker doch von dieser meditativen Haltung sehr angesprochen fühlen. Für ihn bedeutete dies, sich in der analytischen Situation immer wieder dem unmittelbaren Jetzt als intersubjektiver Erfahrung, die Analysand und Analytiker von Moment zu Moment erschaffen, zu öffnen und gleichzeitig der unvermeidlichen Gegenbewegung gewahr zu bleiben, nämlich mit Hilfe vertrauter und bekannter Konzepte und Modelle diesem auch immer wieder ängstigenden Augenblick des Jetzt auszuweichen (Suzuki 1970; Zwiebel 1992b).

Daniel Stern und seine Mitarbeiter haben in ihrem entwicklungspsychologischen Kontext mit den Beschreibungen der Gegenwartsmomente, des plötzlichen Moments (»now moment«) und des »Moments der Begegnung«, wahrscheinlich ein ähnliches Phänomen beschrieben, das sich vor allem auf das implizite Beziehungswissen bezieht (Stern et al. 2002). Eine ähnliche Formulierung findet sich auch bei Ogden, der schreibt:

> »Das Experiment Psychoanalyse ist auf einem Paradox aufgebaut: Psychoanalyse ist eine entstehende Folge von Ideen und Prinzipien der Technik – mehr ein Bündel von Strängen als ein saumloses Ganzes –, die sich im Laufe des letzten Jahrhunderts entwickelt haben; und doch besteht die Verantwortung des Analytikers darin, die Psychoanalyse für jeden Patienten neu zu erfinden und diese im Verlauf der ganzen Analyse wieder zu erfinden … Eine Mutter und ein Vater müssen immer wieder neu erfinden, was es für das jeweilige Kind bedeutet, Vater und Mutter zu sein, und müssen dies fortgesetzt in jeder Phase des Lebens des Kindes und der Familie tun.

> Ähnlich muss der Analytiker immer wieder neu lernen, wie er mit jedem Patienten in jeder Sitzung Analytiker sein kann« (Ogden 2004, S. 862).

Zu fragen wäre schließlich, ob noch eine weitere Bipolarität einzuführen wäre, nämlich die zwischen *Dasein und Arbeiten* – obwohl dies vielleicht nur eine Variante des eben Diskutieren sein könnte. Mein bisherigen Überlegungen betonen ja sehr stark die Arbeitsanforderungen an den Analytiker, und diese mögen bereits eine persönliche Komponente darstellen, die einen zwangsneurotisch getönten Einfluss im Sinne von Arbeit, Disziplin, Effizienz, Strenge und auch Mühsal beinhaltet und andere Aspekte wie die Freude am Dasein, am Sein, an der Lebendigkeit, am Miteinander-Sein zu gering achtet. Heisterkamp hat in einige Arbeiten beschrieben, dass das Thema der Freude in der analytischen und therapeutischen Arbeit oft einen zu geringen Stellenwert bekommt (siehe auch Heisterkamp 1999). Stark vereinfacht könnte man postulieren, dass die analytische Arbeit auch Spaß machen darf; wenn dies in größerem Umfang nicht mehr möglich ist, dann spricht dies dafür, dass das Gleichgewicht zwischen den verschiedenen Bipolaritäten ernsthaft aus der Balance geraten ist.

Ein Analytiker hört von seinem Analysanden in einer sich kritisch zuspitzenden Behandlung, dass er jede seiner Deutungen mit »aber« einleite. Als er, hierdurch angeregt, den Formulierungen seiner Deutungen mehr Aufmerksamkeit schenkt, bemerkt er in der Tat, dass »aber« zu seinem sprachlichen Duktus gehört, ihm fallen aber auch noch andere Formulierungen auf: Relativ häufig tauchen Wörter oder Formulierungen wie »müssen«, »sollte und sollen« »bearbeiten«, »das ist besonders wichtig«, »das sollten wir im Auge behalten«, »darauf müssen wir noch einmal zurückkommen« auf. In einer späteren Phase der Analyse greift der Analysand dies noch einmal auf und erwähnt, dass sich der Analytiker offenbar vor allem für die Mühsal und Leidhaftigkeit des Lebens interessiere; in diesem Moment realisiert der Analytiker mit schmerzlicher Bewusstheit, dass Spaß und Freude aus dieser Behandlung tatsächlich seit langem entschwunden sind und dass die analytische Arbeit mehr und mehr zu einer Verpflichtung geworden ist; er entdeckt dann eine ähnliche Reaktion in manch anderen Behandlungen: Falls er seine Pflichtarbeit geleistet hat, etwa einem Widerstand seines Patienten auf die Spur gekommen ist und dies auch formuliert hat, spürt er eine gewisse Beruhigung, seine Arbeit doch pflichtgemäß getan zu haben, ohne aber der Lust- und Freudlosigkeit der gemeinsamen Arbeit noch Aufmerksamkeit zu schenken.

Die genannten Bipolaritäten lassen sich nicht völlig eindeutig voneinander abgrenzen, da sie sich teilweise überschneiden und bestimmte Akzente der psychischen Aktivität des Analytikers in einem spezifischen Kontext besonders betonen. Zentral erscheint mir allerdings der Charakter eines oszillierenden Spannungsfeldes, das durch die erwähnten multiplen Pole gebildet wird. Dieses oszillierende Spannungsfeld in seiner Widersprüchlichkeit, Beweglichkeit und Veränderbarkeit zuzulassen, dies macht nach meiner Überzeugung einen Aspekt der Lebendigkeit der analytischen Position aus; es wird dadurch möglich, dass die in der analytischen Position enthaltenen Widersprüche, Polaritäten, Dilemmata und Gegensätze nicht aufgelöst werden, sondern die durch die Widersprüche bedingte Spannung in der Schwebe gehalten, ausbalanciert wird.

Verallgemeinert man die beschriebenen Bipolaritäten, so könnte man auch von einem »persönlichen Pol« und einem »technischen Pol« sprechen, die beide in einem spannungsvollen Gegensatz stehen, einander aber dadurch aber auch immer wieder selbst hervorbringen. Diese Bipolarität scheint mir für die professionelle Position des Analytikers kennzeichnend zu sein, die ich hier zu beschreiben versuche. Zum »persönlichen Pol« gehören dann: Teilnahme, Reverie, Dasein, Absichtslosigkeit, Gegenseitigkeit, Passivität, Agieren, Assoziieren, Nicht-Wissen und Nicht-Verstehen, Anfänger-Geist, Rollen- oder unbewusste Beziehungsübernahme; zum »technischen Pol« gehören dann: Beobachtung, Aufmerksamkeit, Arbeiten, Zielorientierung, Asymmetrie, Aktivität, Introspektion, Strukturieren und Fokussieren, Wissen, Verstehen, Experten-Geist, Durcharbeiten, Des-Identifizierung und Abstandnahme.

Diesem Spannungsfeld von »persönlichem Pol« und »technischem Pol« liegt eine Dynamik von Eigenem, Anderem und Geteiltem zugrunde, die ich an einem kurzen Fallbeispiel illustrieren möchte:

Während der Analytiker zu Beginn der Stunde den Einfällen und Erzählungen seines Patienten lauscht, merkt er mehr und mehr, wie es ihm schwerer fällt, diesen zu folgen und ein erstes Verständnis für die Inhalte des Gesprochenen zu entwickeln. Der Analytiker spürt, wie er mit seinen Gedanken abschweift und sich an einen Traum aus der letzten Nacht erinnert: In diesem Traum war er in eine große Wohnung gegangen und kam schließlich in einen Raum mit einem Konzertflügel, auf dem er auch gleich zu spielen begann. Ihm fallen einige Assoziationen zu diesem Traum ein, die alle um den Begriff eines »größeren Spielraums« kreisen, aber auch mit einem peinlichen Gefühl verbunden sind, das sich auf ein reales Ereignis vor einigen Jahren bezog.

Während der Analytiker diesen Gedanken an einen größeren Spielraum nachhängt und weiterhin versucht, den Einfällen seines Patienten zu folgen und vielleicht eine erste Verbindung zwischen diesen Gedanken zu finden, hört er, wie sein Kollege die Praxis-Räume betritt, und ihm schießt unmittelbar durch den Kopf, ob er mit diesem nachher einen kleinen Spaziergang machen könnte; er wollte den Kollegen längst einmal fragen, ob dieser ihn für zu narzisstisch halte, hatte er doch öfters in ihren Gesprächen das Gefühl, zu viel über sich selbst zu reden.

In diesem Moment beginnt der Patient zu schweigen, weil er offenbar die innere Abwesenheit des Analytikers gespürt hat, was sich auf Nachfrage auch bestätigt. Nun erinnert sich der Patient an seine Beziehung zu seinem Vater, den er immer wieder als narzisstisch und selbstbezogen erlebt habe und zu dem er kein ausreichendes Vertrauen entwickeln konnte.

Dieses knappe klinische Beispiel lässt sich in dem hier dargestellten Kontext folgendermaßen verstehen: Aus einer anfänglich eher gemischten Position zwischen dem »persönlichen Pol« und dem »technischen Pol« gleitet der Analytiker langsam in eine persönlich gefärbte Position hinein: Es beginnt vielleicht mit dem Nicht-Verstehen, es kommen dann die eigenen Erinnerungen an einen konflikthaften Traum (die eigenen Assoziationen), die ja Ausdruck der eigenen, privaten Subjektivität sind, hinzu. Die Suche nach einer Verbindung zwischen diesen Einfällen und der gegenwärtigen Situation mit dem Analysanden stellt eine Bewegung in Richtung des »technischen Pols« dar (Verbindungen herstellen, Verstehen und Wissen). Erneut gibt es durch das Eintreten des Kollegen eine Bewegung in Richtung auf den »persönlichen Pol«, die schließlich in dem Gedanken der eigenen Selbstbezogenheit gipfelt. In diesem Augenblick beginnt der Analysand zu schweigen, weil er offenbar die innere Abwesenheit des Analytikers gespürt hat. Die nachfolgenden Einfälle des Analysanden führen zur verblüffenden Erkenntnis, dass der Analytiker in seinen Einfällen und seiner Selbstbeschäftigung unbewusst einer Bewegung gefolgt ist, die der Analysand jetzt bewusst ausdrückt, nämlich seiner Wahrnehmung des Vaters als einer selbstbezogenen, narzisstischen Person. Mit dieser Erkenntnis bewegt sich der Analytiker wieder in die Richtung des »technischen Pols«, was sich etwa in der Überlegung einer unbewussten Übertragung-Gegenübertragungsdynamik als Enactment und unbewusste Rollenübernahme (Gabbard & Lester 1996; Sandler 1976) zeigt, die gleichsam inszeniert wird und aufgrund der anfänglichen Assoziationen des Analysanden vom Analytiker nicht verstanden werden konnte.

Natürlich bleibt in diesem Beispiel offen, ob die Übertragung des Analytikers (in Form seiner inneren Abwesenheit und Selbstbezogenheit) nicht der Übertragung des Patienten vorausging; diese Möglichkeit sollte immer erwogen werden. »Der Patient behandelt mich wie seinen als narzisstisch erlebten Vater«, oder aber: »Der Patient fühlt sich von mir wie von seinem selbstbezogenen Vater behandelt« – dies sind Überlegungen zur unbewussten Beziehungsdynamik, in der sich Privates, Persönliches und Technisches aus einem anfänglichen Kontinuum heraus differenzieren lassen und die auch in einer Deutung schließlich formuliert werden könnte. Interessanterweise kam es in dieser Sitzung nicht zu einer Deutung, vielleicht, weil sich der Analytiker seines eigenes

Einflusses nicht deutlich genug bewusst war und er womöglich auch fürchtete, weiter in der Rolle des selbstbezogenen Vaters zu agieren, neigte dieser doch dazu, das Verhalten seines Sohnes mit übertriebenen psychologischen Überlegungen zu kommentieren.

Das Private des Analytikers fließt also unvermeidlich in sein Erleben und Denken in der analytischen Situation mit seinem Analysanden ein; es wandelt sich zum »Persönlichen« als eine Reaktion auf die spezifische, intersubjektive Situation mit seinem Patient. Eine wesentliche Aufgabe besteht vor allem in der Abgrenzung zwischen diesem »Privatem« und dem »Persönlichen«; die Deutungen des Analytikers formulieren dann als Ausdruck des »Technischen« sein Verständnis der psychischen Realität seines Analysanden bzw. der Beziehungsdynamik, wobei aber der »persönliche Pol« in diesen Deutungen durchaus für beider Partner der analytischen Situation spürbar und erlebbar bleiben kann, ohne dass der Analytiker damit seine »Privates« enthüllen müsste.

Die hier beschriebene, dialektisch zu nennende bipolare Spannung zwischen dem »persönlichen Pol« und dem »technischen Pol« und ihre Toleranz und Verarbeitung scheint mir zentral für die eingangs erwähnte Aufgabe des Analytikers, eine lebendige, professionelle Position herzustellen und aufrechtzuerhalten und damit als Analytiker zu »überleben«. Dies impliziert eine der psychoanalytischen Haltung immanente, einzigartige Form der Selbst- und Fremdwahrnehmung, in der durch die freie Assoziation des Patienten und die gleichschwebende Aufmerksamkeit des Analytikers ein Prozess der unbewussten Kommunikation ermöglicht wird, in dem die konkrete Subjektivität beider Partner der analytischen Dyade etwas völlig Neues schafft, das Ogden beispielsweise als das »analytische Dritte« bezeichnet hat (Ogden 1998).[13] Dieses »ana-

[13] So schreibt Ogden: »Der intersubjektive analytische Dritte wird als ein drittes Subjekt aufgefasst, das durch das unbewusste Zusammenspiel von Analytiker und Analysand geschaffen wird; zugleich werden Analytiker und Analysand qua Analytiker und Analysand im Akt der Erschaffung des analytischen Dritten erzeugt. (Es gibt keinen Analytiker, keinen Analysanden,

lytische Dritte« entwickelt sich, wenn eine Berührung zwischen der unbewussten Subjektivität des Analysanden und der unbewussten Subjektivität des Analytikers zugelassen wird. Als Ausdruck eines »lebendigen, analytischen Kontakts« gewinnt das Erleben eine dreidimensionale Tiefe, in der Eigenes, Fremdes und Geteiltes (und Vergangenes, Gegenwärtiges und Zukünftiges) in der Beziehung oder »Privates«, »Persönliches« und »Technisches« in der Person des Analytikers miteinander in Austausch treten können. J. L. Borges hat etwas Ähnliches für die Rezeption eines Gedichtes wundervoll beschrieben: »... der Geschmack des Apfels liegt weder im Apfel selbst – der Apfel kann sich selbst nicht schmecken – noch im Mund des Essenden. Zwischen beiden ist ein Kontakt nötig. Das gleiche geschieht mit einem Buch ... Was ist schon ein Buch an sich? Ein Buch ist ein physisches Objekt in einer Welt physischer Objekte. Es ist eine Serie toter Symbole. Und dann kommt der richtige Leser vorbei und die Wörter – oder besser die Dichtung hinter den Wörtern, denn die Wörter selbst sind bloße Symbole – werden lebendig und wir haben die Auferstehung des Wortes« (Borges 2002, S. 8–9).

keine Analyse außerhalb des Prozesses, durch den der analytische Dritte geschaffen wird.) Die neue Subjektivität (der analytische Dritte) steht im dialektischen Spannungsverhältnis zu den individuellen Subjektivitäten von Analytiker und Analysand. Der intersubjektive analytische Dritte wird nicht als eine statische Entität konzipiert; vielmehr wird er als eine sich entwickelnde Erfahrung verstanden, die kontinuierlich im Fluss ist, so wie sich die Intersubjektivität des analytischen Prozesses durch die Verstehensprozesse, die durch das analytische Paar hervorgebracht werden, verändert. Der analytische Dritte wird durch die individuellen Persönlichkeitssysteme von Analytiker und Analysand erfahren und ist folglich nicht jeweils dieselbe Erfahrung. Die Erschaffung des analytischen Dritten spiegelt die Asymmetrie der analytischen Situation wieder: im Kontext des analytischen Settings, das durch die Rollenverteilung von Analytiker und Analysand strukturiert ist, wird der analytische Dritte hervorgebracht. Die unbewusste Erfahrung des Analysanden hat in der analytischen Beziehung Vorrang; seine vergangene und aktuelle Erfahrung ist das, was Analytiker und Analysand zum hauptsächlichen (wenn auch nicht exklusiven) Gegenstand des analytischen Dialogs machen« (Ogden 1998, S. 1071 f.).

Diese »Auferstehung« der unbewussten Wirklichkeit des Analysanden ist daran geknüpft, dass der »richtige Analytiker« vorbeikommt, wodurch die Wörter bzw. die Bedeutung hinter den Wörtern lebendig werden können. Dies geschieht durch das Zulassen des selbstanalytischen oder selbstreflexiven Prozesses auf Seiten des Analytikers, in dem er sein eigenes Erleben im Zusammen-Sein mit seinem Patienten reflektiert und seine daraus folgenden Gedanken mitteilt, also sein Erleben dem Analysanden zur Verfügung stellt, wodurch das Nicht-Belebte, Nicht-Erlebte auf Seiten des Patienten potentiell lebendig werden kann. Dies entspricht auch der Beschreibung einer »dritten Position«, auf die verschiedene Analytiker in unterschiedlichen Kontexten hingewiesen haben: z.B. spricht Thomä von der analytischen Dyade als Triade minus 1, Kernberg von einer *Drei-Personen-Psychologie*, von Klitzing von triangulärer Kompetenz; es sei auch auf die philosophischen Überlegungen von Cavell und Britton und meine Überlegungen zur *dritten Position* verwiesen (Thomä 1999; Kernberg 1999; v. Klitzing 2002; Cavell 1997; Britton 2004; Zwiebel 2004a).

Diese hier skizzierten Überlegungen über die analytische Position des Analytikers finden eine interessante Entsprechung in professionstheoretischen Überlegungen, wie sie von Oevermann, Buchholz und Pollak in jüngerer Zeit entwickelt wurden (Buchholz 1999, 2006; Pollak 1999). Insofern könnte man meine Überlegungen auch als eine Beschreibung der professionellen Position des Analytikers auffassen. In Oevermanns (1979) Strukturlogik professionellen Handelns, das in seinem zentralen Moment durch eine widersprüchliche Kombination von Spezifität und Diffusität gekennzeichnet ist, ist die professionelle Beziehung zwischen Klient und Professionellem (etwa beim Arzt, beim Anwalt, beim Lehrer, aber auch beim Analytiker) einerseits durch ein formalisiertes Rollenverhalten (der spezifische Aspekt der Professionalität) und andererseits durch ein eher diffuses, am Modell der Eltern-Kind-Beziehung orientiertes persönliches Beziehungsmuster charakterisiert.[14] Dieser Widerspruch zwischen Spezifität und Diffusität wird durch einen professionellen Habitus aufrechterhalten, der durch Ausbildung und Berufserfahrung erworben und erhalten wird. Die Gefahren der Auflösung werden ganz ähnlich wie bei Hoffer (1993) als Polarisierungen in technokratisches Verwalten und private Intimität beschrieben. Nach Pollak ergibt sich die paradoxe Verbindung von Spezifitäts- und Diffusitätsmerkmalen für den Analytiker aus der Notwendigkeit, ein individuelles, hermeneutisches Fallverständnis und eine universelle, wissenschaftliche Regelanwendung zu vereinen, was meiner Ansicht nach in etwa dem von mir beschriebenen »persönlichen Pol« und dem »technischen Pol« entspricht.

Diese hier nur knappen Überlegungen stellen eine Generalisierung der zuvor beschriebenen Elemente der analytischen Position des Analytikers dar und zeigen, dass es sich bei unserem Beruf eben doch nicht nur um einen »unmöglichen Beruf«, wie dies Freud formulierte (Freud 1913), sondern wohl eher – wegen der Fokussierung auf die unbewusste Wirklichkeit des Analysanden und die analytische Beziehung – um einen »ungewöhnlichen Beruf« handelt. Im zweiten Teil meiner Arbeit werde ich auf diese vorgestellte positionelle Betrachtungsweise noch einmal ausführlicher zurückkommen und dann die aufgeworfenen Fragen unter dem Aspekt der Ängste, Schuld- und Schamgefühle und ihrer Vermeidung zu diskutieren versuchen.

[14] Die am Modell der persönlichen Eltern-Kind-Beziehung beschriebene Diffusität umfasst u. a.: keine zeitliche Limitierung der Beziehung, wechselseitige Unkündbarkeit der Beziehung, Nicht-Subsitutierbarkeit des Partners, unteilbarer Anspruch auf den Anderen, wechselseitige affektive Bindung, Vertrauensbildung und thematische Offenheit (Pollak 1999).

3. Über professionelle Selbstreflexion, oder: Das Konzept des »Inneren Analytikers«

Die bisherigen Überlegungen zur Position des Analytikers haben die enorme Komplexität unserer Aufgaben und Funktionen sicherlich deutlich gemacht. Es bleibt die zentrale Frage, wie es immer wieder in der realen, konkreten Praxis in der analytischen Situation und Beziehung gelingt, die mit dieser Komplexität verbundenen Widersprüche, Gegensätze und Paradoxien der analytischen Position zu tolerieren und sie in die innere Arbeitsweise so zu integrieren, dass das Verstehen der unbewussten Beziehungsdynamik und der unbewussten Wirklichkeit mit den damit verbundenen Einsichten und Veränderungen der Analysanden (und des Analytikers) gefördert werden kann.

Es ist meine These, dass die Toleranz in Bezug auf das »In-der-Schwebe-Halten« der geschilderten multiplen Bipolaritäten und damit vor allem bezüglich des grundlegenden paradoxen Spannungsfeldes zwischen dem »persönlichen Pol« und dem »technischen Pol« vor allem durch die selbstanalytische oder selbstreflexive Fähigkeit des Analytikers ermöglicht wird. Im Sinne der schon erwähnten impliziten Theorien habe ich das Konzept des »Inneren Analytikers« entwickelt, das auf mikropsychologische Weise die selbstanalytischen und selbstreflexiven Funktionen des Analytikers zu beschreiben versucht, wobei es mir vor allem um die Selbstreflexion der eigenen, unbewussten Wirklichkeit geht, wie sie sich in der interaktiven Matrix der analytischen Situation entwickelt (Zwiebel 2001, 2003; siehe auch Greenberg 1995). Bezogen auf den eigenen unbewussten Anteil an der Gestaltung der analytischen Situation, der ja per definitionem »unbewusst« ist, ist damit davon auszugehen, das ein Bewusstwerden nur unter besonderen Umständen möglich ist und besondere Fähigkeiten voraussetzt, die allerdings nicht nur im Inneren des Analytikers, sondern im bipersonalen Feld der analytischen Situation zu lokalisieren bzw. zu entwickeln sind. Insofern könnte man auch von einer »dialogischen Selbstreflexion« sprechen, weil der Andere ein wesentlicher Faktor oder auch Katalysator in der Selbsterkenntnis bleibt (Dauber & Zwiebel 2006).[15]

Für die beschriebenen Voraussetzungen und die Kernaktivität der analytischen Position stellt die Selbstreflexion so etwas wie ein notwendiges Komplement oder einen notwendigen Katalysator dar, ohne den das von mir postulierte oszillierende Gleichgewicht oder das »In-der-Schwebe-Halten« der verschiedenen und gegensätzlichen Polaritäten nicht gelingen kann. In der Bipolarität von »persönlichem Pol« und »technischem Pol« erschließt sich vor allem Ersterer über die Selbstwahrnehmung, Selbstbeobachtung und Selbstreflexion. Aber auch die »technischen« Funktionen und Aufgaben – man denke an die Handhabung des Rahmens oder die Art und Weise der Deutungen – müssen selbstreflexiv durchleuchtet werden, da sie nicht in einem Kontext außerhalb des bipersonalen Feldes mit seiner Übertragungs-Gegenübertragungsdynamik entstehen und auch nicht ohne entsprechende Folgen und Wirkungen bleiben können. Daher erscheint es auch nicht als sinnvoll, die Selbstreflexion einem der beschriebenen Elemente oder einer der Komponenten der analytischen Position ausschließlich oder gezielt zuzuschreiben: Die Selbstreflexion durchdringt gleichsam alle beschriebenen Voraussetzungen und vor allem auch die beschriebenen multiplen Bipolaritäten der Kernaktivität und ermöglicht durch ihre aktivierte Präsenz, dass die passageren Polarisierungen immer wieder durch ein Gewahrwerden der komplementären Pole und einer drohenden Entgleisung ins Gleichgewicht gebracht werden können.

[15] Der Begriff »dialogische Selbstreflexion« ist für die analytische Situation nicht ganz unproblematisch; für eine ausführliche Diskussion verweise ich auf Bohrens (1996). Hier sei noch einmal betont, dass der Begriff der »dialogischen Selbstreflexion« in einem pädagogischen Kontext entwickelt worden ist (siehe auch Dauber & Zwiebel 2006).

Die Träume des Analytikers

Im Folgenden möchte ich nun das Modell des »Inneren Analytikers« zuerst am Beispiel der Träume des Analytikers beschreiben, da diese vielleicht am klarsten einen Einblick in die unbewusste Subjektivität des Analytikers gestatten. Dieser Ausgangspunkt mag auf den ersten Blick überraschen, erscheint mir aber doch überzeugend, wenn man sich deutlicher macht, dass die innere Arbeitsweise des Analytikers grundsätzlich sowohl den Primär- als auch den Sekundärprozess umfasst, ja dass die für das psychoanalytische Verstehen und Arbeiten wesentlichen Funktionen zwischen dem assoziativen Denken, das dem Träumen und dem Tagträumen in seiner affektiven Bildhaftigkeit eher nahesteht, und dem diskursiven, rational-linearen Denken, das den logischen Gesetzen folgt, oszillieren; ich erinnere hier an Klüwers (2005) Postulat der beiden Funktionsmodi des Assoziierens und des Strukturierens bzw. Fokalisierens. Im Wesentlichen wird es immer wieder auf die Balance zwischen einem träumerischen, assoziativen Zustand und einer strukturierenden, zielorientierten, diskursiven Denkweise ankommen. Mit der mikropsychologischen Vertiefung in diese Problematik möchte ich den Versuch machen, die einzelnen Schritte dieser Arbeitsweise etwas detaillierter zu betrachten.

Trotz mancher berechtigten Bedenken hat sich die Bezeichnung »Gegenübertragungs-Träume« eingebürgert; hierbei handelt es sich um Träume, in denen die Analysanden und Patienten im manifesten Traum des Analytikers auftauchen oder sich die Einfälle zum Traum auf bestimmte Analysanden beziehen (Zwiebel 1977, 1984, 2002).[16] Einige dieser Träume sind relativ typisch, so dass man bestimmte Merkmale als charakteristisch erkennen kann: Die analytische Situation wird mit Couch und Sessel direkt oder in

[16] Gila Ofer (2004) nennt die hier gemeinten Träume »patient-related dreams«.

Andeutungen dargestellt, nicht selten finden sich Veränderungen oder Verdrehungen der Situation, und es kommt zu Berührungen, Begegnungen oder Modifikationen des Settings, die der analytischen Regel zuwiderlaufen. Der analytische Rahmen wird verändert, oft mit einem starken Begleitaffekt der Angst, Schuld oder Scham. Diese Träume häufen sich, wenn es zu ausgesprochenen Behandlungsschwierigkeiten kommt. Gelingt es dem Analytiker, den Traum im Bewusstsein zu halten, und kann er ihn in der analytischen Situation mit seinem Patienten erinnern, wird ihm in der Regel ein Aspekt der konflikthaften, unbewussten Dynamik deutlicher werden. Von diesen Träumen kann man postulieren, dass sie um Kompetenzprobleme und -ängste des Analytikers kreisen und von daher eine heilende, helfende Funktion haben können, wenn es dem Analytiker möglich ist, ihr Verständnis in die Arbeit mit dem Patienten einzubringen (Zwiebel 1984). Im Kontext dieser Arbeit könnte man auch postulieren, dass die Träume einen Spiegel der analytischen Position bei einem spezifischen Analysanden und vor allem auch einen Spiegel der gefährdeten Balance zwischen dem »persönlichen Pol« und dem »technischen Pol« darstellen; vielleicht könnte man auch sagen, dass sie am unmittelbarsten einen Einblick gestatten, wie der Analytiker dieses positionelle Spannungsfeld unbewusst verarbeitet. Untersucht man nämlich diese Träume gründlich und systematisch, lassen sich mindestens vier Dimensionen unterscheiden, die regelmäßig, wenn auch mit unterschiedlichem Gewicht, in allen diesen Träumen aufzufinden sind:

- Die Träume greifen etwas aus der aktuellen, unmittelbaren Beziehungsdynamik im Sinne der unbewussten Kommunikation zwischen Analysand und Analytiker auf;
- sie geben fast immer vertiefende Hinweise auf die gegenwärtig dominierende Übertragungs-Gegenübertragungsdynamik, und zwar vor allem solche, die mit Widerstand und Blockierungen verbunden sind;

- sie greifen aber auch konflikthafte Aspekte des Analytikers auf, die entweder im gegenwärtigen Leben aktuell sind oder durch die Arbeit mit einem spezifischen Patienten aktualisiert worden sind; in diesem Falle könnte man von der Übertragung des Analytikers sprechen;
- und sie spielen oft auf die unbewusste Bedeutung, das unbewusste Bild der Professionalität als Spiegel der analytischen Position an.

Um dies ein wenig zu konkretisieren, möchte ich als Illustration die folgende kurze klinische Sequenz wiedergeben:

Der Analytiker hat den folgenden Traum: »Ich komme an eine Tankstelle und telefoniere dort von einer Telefonzelle aus mit meiner Analysandin, Frau Wagner. Sie macht mir heftige Vorwürfe, dass ich sie ganz schlecht behandle und dass sie mit mir ganz unzufrieden sei. Ich versuche mich zu rechtfertigen und sage schließlich zu ihr: ›Ich kann mich doch nicht immer nur therapeutisch verhalten …‹.«

Die eigentliche Überraschung nach dem Erwachen besteht darin, dass die Analyse mit Frau Wagner bereits vor über 20 Jahren beendet wurde und dass der Analytiker die Patientin seitdem nicht mehr gesehen hat. Er musste manchmal allerdings an sie denken, und zwar immer mit einem gewissen Schuldgefühl: nicht nur, weil sie seine erste Analysandin war und er sich oft gefragt hat, ob er sie als Anfänger damals ausreichend gut behandelt hat, sondern vor allem, weil sie ihm einmal Jahre nach Beendigung der Analyse geschrieben hat und er aus Gründen, die für ihn heute nicht mehr nachvollziehbar sind, nicht geantwortet hat. Gerade in letzter Zeit hat er mit einem schmerzlichen Schuld- und Schamgefühl mehrfach an dieses Versäumnis denken müssen. Die Bemerkung: »Ich kann mich doch nicht immer nur therapeutisch verhalten«, hinterlässt beim Nachdenken über den Traum ein ungutes Gefühl, vor allem weil grundsätzliche Fragen der analytischen Methode und Haltung berührt werden, aber auch weil er »therapeutisch« an eine momentane, private Beziehung erinnert wird. Mit diesen eher unlustvollen Gedanken bricht der Träumer vorerst seinen Deutungsversuch ab.

Einige Stunden später erinnert er sich in einer Analysestunde an diesen Traum, und es wird ihm schlagartig klar, dass er auch von dieser gerade anwesenden Patientin geträumt hat: Diese heißt nämlich Frau Walter, und er hat für sie, wie auch für die damalige Patientin, das Kürzel »Wa« in seinem Notizbuch verwendet. Frau Walter beginnt nämlich gerade, ihm heftige Vorwürfe zu machen, ihn wegen seiner Passivität und Zurückhaltung und wegen mangelnden Fortschritts in der Analyse anzuklagen. Mit einem schmerzlichen Gefühl wird dem Analytiker bewusst, wie oft er sich durch den massiven Druck der Patientin dazu verleiten ließ, sich zu rechtfertigen, ja manchmal sogar mit Gegenvorwürfen zu antworten (z. B. dass sie nicht assoziieren würde). In Erinnerung an den Traum wird ihm klar, wie schwer es ihm bei dieser Patientin immer wieder fällt, die Vorwürfe und Schuldzuweisungen erst einmal ernst zu nehmen und vor allem auszuhalten, um sie dann in ihrer Bedeutung besser verstehen zu können. Da er jetzt den Traum auch auf diese aktuelle analytische Situation beziehen kann, fällt es ihm diesmal leichter, nicht mit einer Rechtfertigung zu antworten, sondern erst einmal abzuwarten. Ihm wird etwas deutlicher, dass es auch um die Schuldgefühle der Patientin geht, die sie oft kaum ertragen kann und dann in Vorwürfe gegen andere umwandelt.

Die wenigen Angaben zum Traum mögen helfen zu verdeutlichen, aus welchen verschiedenen Kontexten man ihn deuten kann:

- aus dem Kontext der aktuellen, unbewussten Kommunikation zwischen Analysandin und Analytiker (der Analytiker erinnert sich jetzt an die vorangegangene Stunde, die äußerst flach und unlebendig war, wahrscheinlich weil die Patientin ihre Vorwürfe noch abwehrte und das analytische Paar womöglich in einer gemeinsamen Abwehr versuchte, die äußerst spannungsreiche Vorwurfssituation zu vermeiden);
- aus dem Kontext der charakteristischen Übertragungs-Gegenübertragungsdynamik, in der es vor allem um projizierte Schuldgefühle und Vorwürfe ging;
- aus dem Kontext der persönlichen Konflikte des Analytikers, nämlich dem Umgang mit seinen Schuldgefühlen seiner damaligen Patientin gegenüber, aber auch in seinem aktuellen, privaten Leben;

- aus dem Kontext der Professionalität und der analytischen Position, der vor allem in dem Satz »Ich kann mich doch nicht immer therapeutisch verhalten« zum Ausdruck kommt. Das Telefonieren verweist auf ein Element der analytischen Situation, das die für diese eigenartige Form von Nähe und Distanz repräsentiert; Pontalis sprach in diesem Zusammenhang einmal von Analytiker und Analysand als von »nahen Fremden« (Pontalis 1989).[17] Es bleibt aber etwas dunkel, was mit dem Begriff »therapeutisch« wirklich gemeint ist; es könnte durchaus sein, dass hier eine Unklarheit bezüglich der Bipolarität von Absichtslosigkeit vs. therapeutische Zielorientierung angesprochen ist, zumal bei einer Analysandin mit starken Frühstörungsanteilen.

Es ist von Interesse, dass es in diesem Traum ähnlich wie in Freuds Irma-Traum auch um den zentralen Affekt der Schuld geht. In Anlehnung an die Traumtheorie von E. Hartmann macht der Träumer im Schlaf den Versuch, das Gefühl der Schuld zu »kontextualisieren«, und dabei werden Verbindungen zu früheren Behandlungen, aber auch zum persönlichen Leben des Analytikers hergestellt (Hartmann 1998). Die zentrale Besorgnis kreist um die Frage, ob man sich »immer therapeutisch verhalten kann« (oder muss), und das heißt eben auch: ob man immer gut und hilfreich für seine Patienten wirken kann oder ob man ihnen auch schadet oder bereits Schaden zugefügt hat.

Diese Frage werde ich im zweiten Teil der Arbeit noch einmal detaillierter aufgreifen. Für unsere gegenwärtigen Überlegungen ist entscheidend, dass der Traum als eine subjektive Reaktion des Analytikers auf eine spezifische Sequenz einer analytischen Behandlung zu verstehen ist, die verschiedene Schritte einer Bearbeitung enthält, in der die Selbstreflexion von entscheidender

[17] In diesem Zusammenhang ist von Interesse, dass G. Ofer (2004) in ihrer schon erwähnten Arbeit über die Träume des Analytikers einen Traum berichtet, in dem das Telefonieren ebenfalls vorkommt.

Bedeutung ist.[18] Daher verstehe ich die Träume selbst als paradigmatisch für die Fähigkeit, das eigene Unbewusste zu reflektieren und zu verstehen, eine Fähigkeit, die ich im Sinne einer Alltagstheorie als »Inneren Analytiker« bezeichne. Für den Analytiker bedeutet dies, dass die Selbsterfahrung beim »Sich-Einlassen« auf die analytische Beziehung – die eigenen Gefühle, Assoziationen, Erinnerungen und Handlungsmuster – der Selbstbeobachtung zugänglich und einem Reflexionsprozess unterzogen werden kann.

Bevor ich mein privates Modell der analytischen Selbstreflexion im Modell des »Inneren Analytikers« etwas detaillierter diskutieren werde, doch noch einige allgemeine Bemerkungen zum Träumen und zur Traumdeutung: Wie ich an anderer Stelle vermutet habe, könnte die jeweils dominierende Traumtheorie des Analytikers einen Einfluss auf die Wahrnehmung und Deutung der eigenen Träume und vor allem auch der Träume über Analysanden haben (Zwiebel 2002). Auch wenn Freuds Traumtheorie im Rahmen neurobiologischer Forschungen eine erstaunliche Bestätigung gefunden hat (siehe z. B. Solms 2006), gibt es doch eine Reihe wichtiger weiterführender Traumtheorien, die neben der Wunscherfüllung unbewusster, verdrängter kindlicher Wünsche andere Akzente setzen; ich erwähne hier nur u. a. die Arbeiten von Moser und Zeppelin (1996), Fosshage (1997) und, wie schon erwähnt, von Hartmann (1998). Bei allen Autoren wird dem manifesten Traum eine größere Bedeutung beigemessen, es wird die gleichsam physiologische Funktion des Träumens generell stärker betont, vor allem die Verarbeitung äußerer und innerer Erfahrungen und die affektive Ausdrucksmöglichkeit der Träume: »Träume enthüllen die unmittelbare Sorgen des Träumers mit Hilfe von Affekten, Metaphern und Themen« (Ofer 2004, S. 96). In Mosers und von Zeppelins Theorie spielt vor allem auch die affektive Regulierung in der Verarbeitung von konflikthaften und traumatischen Kom-

[18] Siehe auch das Thema *Verarbeiten – Durcharbeiten – Nacharbeiten* (vgl. Zwiebel 2007b, i. Vb.).

plexen eine zentrale Rolle; dies wird später im zweiten Teil meines Buchs nochmals aufgegriffen werden.

Diese Annahmen sind besonders wichtig für eine Bewertung der Analytiker-Träume, drücken diese doch nicht nur oder vor allem verborgene, unbewusste triebhafte Wünsche aus, sondern sie stellen auch eine umfassendere, erlebnismäßige Reaktion auf die analytische Tätigkeit und insbesondere auf eine spezifische analytische Situation dar: Ofer (2004, S. 100) betont, »dass diese Träume zu dem von der therapeutischen Begegnung zwischen Patient und Therapeut geschaffenen Raum gehören. Sie enthüllen nicht bloß die defensive Haltung des Therapeuten gegenüber einem besonderen Bereich des psychischen Lebens des Patienten; noch sind sie lediglich eine Reaktion des Therapeuten auf die im Patienten entstandene Übertragung. Vielleicht sollten alle ›open-minded‹ und sensiblen Therapeuten in der Lage sein, für ihre Patienten zu träumen. So wie eine Mutter für ihr Kind träumen muss, so muss der Analytiker für sich und für seinen Patienten träumen«.

Da ich, wie eben angedeutet, davon ausgehe, dass für die innere Arbeitsweise des Analytikers eine Bipolarität von träumerischer und diskursiver Aktivität entscheidend ist, gelten diese Überlegungen auch für die subjektive Situation des Analytikers in der einzelnen Stunde mit seinem Analysanden.[19]

[19] Moser und v. Zeppelin haben mit ihrer Traumtheorie ein Traumgenerierungsmodell geschaffen, d. h. ein Erklärungsmodell für die Verlaufsstruktur der Träume – dies im Gegensatz zum eher vertrauten Interpretationsmodell (Moser & v. Zeppelin 1996). Nach E. Hartmann stellt der Traum den Gesamtzustand des Bewusstseins des Träumers bildlich dar, besonders aber den emotionalen Zustand. Die Träume haben eine quasi-therapeutische Funktion, da sie es erlauben, Verbindungen an einem sicheren Ort herzustellen. Zwischen Träumen und Psychotherapie bestehe insofern Ähnlichkeit, weil beide einen sicheren Ort für notwendige psychische Arbeit darstellten.

Für Hartmann spielt die Integration des Traumas dabei eine überragende Rolle (Hartmann 1998). M. Ermann beschreibt in seiner Arbeit über die Traumstörung einen ähnlich wichtigen Gesichtspunkt: »Er [Freud] konzipiert das Träumen wie ein neurotisches Symptom als Kompromiss zwischen

Der »Innere Analytiker«

Nun zum Modell des »Inneren Analytikers«: Am Beispiel der Träume lässt es sich aus drei miteinander verbundenen und sich überschneidenden Funktionskreisen verstehen, die man als introspektiv-empathischen, als kognitiv-reflexiven und als kommunikativen Pol bezeichnen kann (siehe auch Abb. 3).

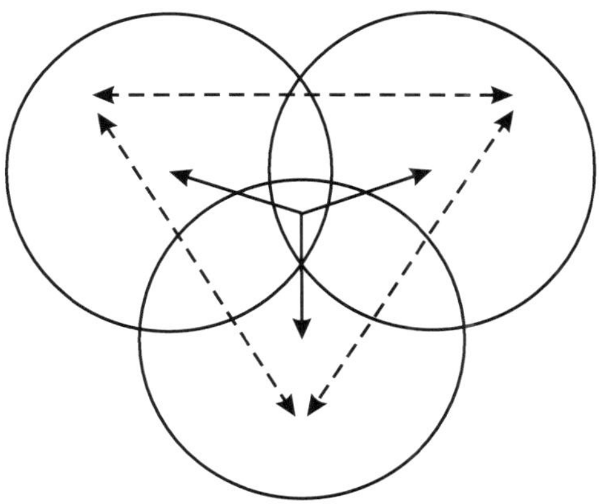

Abb. 3: Das Modell des »Inneren Analytikers« I

Wunsch und Abwehr. Die neueren psychoanalytischen Theorien des Denkens und die neurowissenschaftliche Unterscheidung zwischen dem impliziten Prozessgedächtnis und dem expliziten Inhaltsgedächtnis erweitern das Verständnis für das Träumen, das heute als Denken im Schlaf konzipiert wird. Dadurch wird deutlich, dass die Traumarbeit im Sinne Freuds auf einer basaleren ›impliziten Traumarbeit‹ aufbaut, welche als Fähigkeit zum Träumen ein Abbild der primären Denkprozesse darstellt und mit einer gelungenen ›Alphafunktion der Mutter‹ erklärt werden kann. Wenn diese Fähigkeit nicht hinreichend entwickelt ist, entsteht eine Traumstörung« (Ermann 2000, S. 359).

Der erste Pol beschreibt die unmittelbare, präsentische, affektiv-kognitive Wahrnehmung der Traumbilder mit ihren Positionierungen und simulierten Interaktionssequenzen (siehe auch Moser & v. Zeppelin 1996); der zweite Pol beschreibt die kognitiv-reflexive Verarbeitung dieser visuellen Erfahrung im Sinne einer ersten mentalen Strukturierung und Überarbeitung dieser unmittelbaren Traumerfahrung nach dem Erwachen; im dritten, kommunikativen Pol werden diese erinnerten Bilder als Text formulier- und verbalisierbar und können dann auch einer Deutung unterzogen werden. Wesentlich scheint, dass die drei Funktionskreise nun auf eine innige Weise miteinander verschränkt oder verbunden sind, wobei diese Verbindung auf eine mehr oder weniger unbewusste, automatische Weise vonstatten geht, deren man sich aber auch mehr oder weniger bewusst oder gewahr werden kann. Die einander überschneidenden und in Verbindung stehenden Pole oder Funktionskreise enthalten und bilden ein inneres Zentrum, dessen Kern man als *Gewahrsein* oder auch als *inneres Auge* betrachten kann, eine Art innere, psychische »Beleuchtungsquelle«, die die jeweils aktivierten Funktionskreise erhellt. Hier taucht eine weitere polare Dimension auf, die ich schon als oszillierende Spannungsfeld von Präsenz und Reflexion bezeichnet habe: Die Präsenz repräsentiert so etwas wie einen permanenten Hintergrund der Bewusstheit oder des Gewahrseins, vor dem die verschiedenen mentalen Inhalte in den Vordergrund treten und hinter dem sie auch wieder verschwinden. Wie schon erwähnt, wird man dabei an verschiedene meditative Haltungen erinnert, die gerade in der Praxis der Herstellung einer solchen Ebene der Präsenz bestehen.

Bezogen auf die Träume, könnte man die drei beschriebenen Funktionskreise dem geträumten Traum, dem erinnerten und dem erzählten Traum zuschreiben (siehe auch Moser & v. Zeppelin 1996): Im *geträumten Traum* ist der introspektiv-empathische Pol voll aktiviert, die beiden anderen Pole sind weitgehend unterdrückt; im *erinnerten Traum* setzt die kognitive Bearbeitung ein, während die unmittelbare Traumerfahrung bereits abgeklungen ist; wesentlich für diesen Bereich ist die Umsetzung von Bildern in einen Text, also die Versprachlichung; im *erzählten Traum* wird zusätzlich der kommunikative Pol aktiviert, in dem der Träumer den Traum sich selbst oder einem Anderen bzw. seinem Analytiker erzählt (siehe auch Abb. 4).

Das eben erwähnte klinische Beispiel verdeutlicht diesen Zusammenhang noch einmal: Der Traum selbst kann als Ausdruck des introspektiv-empathischen Pols betrachtet werden, das Erinnern stellt bereits eine erste Bearbeitung dar, und das Erinnern in der analytischen Situation stellt insofern eine kommunikative Beziehung her, als der Traum vom Analytiker auf die Struktur der Beziehung zu seiner Analysandin bezogen werden kann. So gesehen verstehe ich die Träume des Analytikers als Ausdruck eines aktivierten »Inneren Analytikers«, der den selbstreflexiven Modus der Arbeitsweise des Analytikers spiegelt. Im Grunde handelt es sich auf Seiten des Analytikers um eine unbewusste Resonanz und Ver-

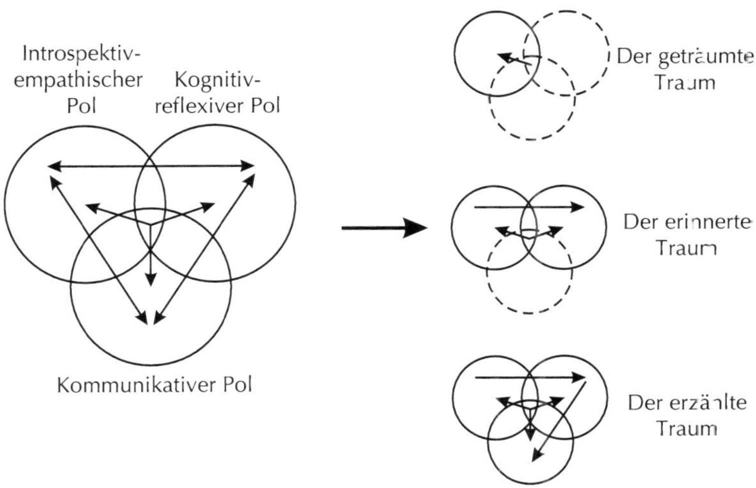

Abb. 4: Das Modell des »Inneren Analytikers« II (am Beispiel des Träumens)

arbeitung, die durch die bewussten und unbewussten Aktivitäten der Analysandin ausgelöst wird.

Dieses vom Träumen abgeleitete Modell lässt sich nun meiner Ansicht nach auf die innere Arbeitsweise des Analytikers in der analytischen Situation übertragen. Dies ist insofern naheliegend, als wir postulieren können, dass beim Analytiker während des Zuhörens in der gleichschwebenden Aufmerksamkeit und unter den besonderen Bedingungen der analytischen Situation zwei unterschiedliche psychische Funktionsmodi mobilisiert werden, die man einerseits dem Sekundärprozess und dem diskursiven Denken, andererseits dem Primärprozess und dem assoziativen Denken, das sich in Richtung des Träumens bewegt, zuschreiben kann. Während der Analytiker achtsam den Assoziationen und Narrationen seines Analysanden folgt, wird er sich gleichzeitig seines eigenen, assoziativen Denkens bewusst, das aus eigenen Bildern, Einfällen, Erinnerungen, Emotionen gestaltet ist.

Auch in der schon erwähnten Beschreibung der teilnehmenden Beobachtung kann man diese beiden Funktionsmodi erkennen: die mehr vom strukturierten, diskursiven Denken beeinflusste Beobachtung und die mehr oder weniger automatische, unbewusste Identifizierung, wie sie sich in den Phantasien, Affekten und Bildern manifestiert. Diese Form der assoziativen Selbstwahrnehmung stellt nach meiner Auffassung den introspektiv-empathischen Pol des »Inneren Analytikers« dar: man könnte diese Erfahrung in Annäherung mit dem geträumten Traum vergleichen, der ähnlich flüchtig, spontan, unwillkürlich und nicht kontrollierbar ist. Wenn es dem Analytiker gelingt, sich dieser assoziativen Funktionsweise und der damit verbundenen Selbstbeobachtung gewahr zu werden, taucht er gleichsam aus seiner »träumenden Verfassung« auf und beginnt, seine Selbstwahrnehmungen mit den Assoziationen, Erzählungen und Erinnerungen des Analysanden zu verknüpfen. Dies ist durch den kognitiv-reflexiven Pol möglich, der sowohl die Wahrnehmungen des Patienten als auch die eigenen, träumerischen Aktivitäten mentalisiert oder auch repräsentiert. Die Verknüpfungen dieser beiden Funktionskreise führt dann zu ersten Modellen oder »Mini-theorien«, die das weitere Zuhören des Analytikers strukturieren, bis sich eine verbalisierbare Form der Deutung herauskristallisiert. Dies kann man sich als einen zyklischen Prozess vorstellen, der im Grunde unendlich und sich wiederholend abläuft und in immer wieder neuen Schleifen und Anläufen zur mentalen Konstruktion der analytischen Erfahrung führt.

Ich möchte hier betonen, dass es sich bei diesen Überlegungen um eine Alltagstheorie handelt, die vor allem einen praxisbezogenen Wert haben. Wie schon mehrfach angesprochen, geht es ja in der analytischen Position vor allem um ein Gleichgewicht, um ein »In-der-Schwebe-halten« verschiedener, teilweise sehr widersprüchlicher Funktionen. In der Beschreibung des »Inneren Analytikers« als Ausdruck der selbstanalytischen und selbstreflexiven Funktionen, mit den drei beschriebenen Polen, könnte man auch von der Trias *Erleben – Denken – Sprechen* ausgehen. Für einen aktivierten »Inneren Analytiker – man könnte auch von einem wirksamen *reflexiven Modus* sprechen – wäre etwa ein Gleichgewicht zwischen diesen drei Funktionen als Orientierung für die unmittelbare Arbeit des Analytikers hilfreich; jede einseitige Betonung – Erleben ohne Denken und Sprechen, Denken ohne Erleben und Sprechen und Sprechen ohne Erleben und Denken erwähne ich hier lediglich als mögliche Varianten – kann als Hinweis auf eine gestörte Funktionalität der selbstreflexiven Funktionen oder auf zu wenig beachtete Widerstände und Gegenwiderstände angesehen werden. Insofern ist das Konzept eine Orientierungshilfe im spannungsvollen, schwierigen analytischen Feld, wodurch auftretende, unvermeidliche Dysbalancen korrigierbar werden.

Nach meiner Ansicht sind vor allem negative Affekte für die Aktivierung des »Inneren Analytikers« verantwortlich; ein Modell hierfür sind Träume, die ja einerseits durch rezente Alltagserlebnisse ausgelöst werden, die konflikthafte und/oder potentiell traumatische Momente verkörpern, und die andererseits durch ihre

Befremdlichkeit, Unverständlichkeit und vor allem auch erregenden Emotionen im Gedächtnis behalten werden und den Deutungswunsch des Träumers aktivieren (siehe auch Bartels 1979). Dies kann man meiner Ansicht nach auch auf die analytische Situation übertragen: Durch das einzigartige und spezifische Setting der analytischen Situation und verstärkt durch die Assoziationen und den interaktionellen Druck seines Analysanden kommt der Analytiker auch immer wieder unvermeidlich in eine spannungsvolle Situation, die eigene konflikthafte und/oder traumatische Komplexe zu aktivieren droht (im nächsten Abschnitt werde ich diesen Gesichtspunkt unter dem Thema der »problematischen Momente« noch detaillierter besprechen). Mit Hilfe seiner träumerischen Aktivität versucht der Analytiker die dadurch ausgelösten Emotionen zu »kontextualisieren« bzw. seine in der Stunde (in Form von diffusen Bildern, Tagträumen, Einfällen etc.) geträumten »Träume« zu verstehen und mit der analytischen Beziehung in Verbindung zu bringen. So sind es vor allem auch symptomatische Reaktionen auf Seiten des Analytikers wie Müdigkeit, Einschlafen, Desinteresse, Ablenkungen und Konzentrationsstörungen, befremdliche Einfälle, sexuelle Erregungen oder andere Phantasien, die seinen Deutungswunsch mobilisieren oder verstärken.

In einer bestimmten Phase einer längeren analytischen Behandlung wurde der Analytiker immer wieder von quälenden, hypnotischen Müdigkeitsgefühlen überfallen. Das Quälende dieser Reaktion bestand auch darin, dass er in einen dumpfen, nicht-träumerischen Zustand verfiel, gleichsam ohne Phantasien, innere Bildern und nur mit einem unlebendigen, toten Gefühl konfrontiert. Es handelte sich eindeutig um eine symptomatische Reaktion, die mehrfach auftrat, dann aber verstärkt einen Deutungswunsch des Analytikers aktivierte. Als Erstes bemerkte der Analytiker, dass der Patient zwar zu assoziieren schien, dass diese Assoziationen aber zu keinen neuen Einsichten oder Zusammenhänge führten; man kann entsprechende Reaktionen relativ oft beobachten, wenn sich der Analytiker mit der gleichschwebenden Aufmerksamkeit auf die »freie Assoziation« seines Patienten einstellt, ohne dass es sich aber dabei um Assoziationen in dem erwarteten Sinne handelt. Diese Überlegung führte dazu, dass sich der Analytiker weniger auf die Inhalte, sondern auf die Art und Weise, wie der Patient mit ihm sprach, konzentrierte. Dann wurde viel deutlicher, dass der Patient sehr monoton, affektentleert sprach und vor allem dem Analytiker sein diskursives Denken mitteilte und dabei die begleitenden Phantasien und Emotionen vermied. Man könnte in der vorhin kurz erwähnten Trias von Erleben – Denken – Sprechen formulieren, dass das Erleben des Patienten massiv blockiert war und der Analytiker dies aufgrund seiner identifizierenden Haltung unbewusst übernahm. Erst als er sich deutlicher seines Erlebens (nämlich der symptomatischen Müdigkeit) bewusst wurde, konnte er das besondere Verhalten seines Patienten besser beobachten und auch entsprechend deutend aufgreifen.

Diese kurze klinische Illustration erinnert an eine Arbeit von Thomas Ogden, in der er über die Erfahrung von Totem und Lebendigem in der analytischen Beziehung schreibt und dabei das Gefühl der Lebendigkeit als eine Qualität beschreibt, die als ein Aspekt der Erfahrung für sich betrachtet werden kann (Ogden 1998). Ich werde später bei der Diskussion der Ängste des Analytikers auf die Arbeiten von Ogden noch einmal zurückkommen.

Bei dem als »Innerer Analytiker« Beschriebenen handelt es sich zwar um eine professionelle, hoch-elaborierte Kapazität, die nur in einem langen Lernprozess erworben werden kann und sich teilweise wohl zu einer überwiegend implizit ablaufenden Funktion entwickelt, die aber natürlich eine grundsätzlich allen Menschen mögliche Fähigkeit ist, vor allem eigenes, aber auch fremdes Unbewusstes zu verstehen. In einem sehr allgemeinen Sinn kann man sie auch als einen Sonderfall der universalen reflexiven und selbstreflexiven Modalität des Denkens und Erlebens auffassen.

Diese Prozesse werden im Sinne einer »Theorie des Geistes« oder als Metakognition beschrieben, nämlich als die sich langsam entwickelnde Fähigkeit des Kindes und des Menschen, die repräsentationale Beschaffenheit des eigenen Denkens und das Denken des Anderen zu erkennen, oder mit anderen Worten: das Denken als Denken bzw. das Mentale als Mentales zu verstehen (und z.B.

nicht als äquivalente Abbildung der Wirklichkeit). Nach Fonagy und seiner Arbeitsgruppe entsteht diese »Theorie des Geistes« beim Kind in einem frühen Entwicklungsprozess zwischen Mutter und Kind, der damit beginnt, dass die Erregungen des Kindes von der Mutter mit affektiver Resonanz angenommen, reflexiv bearbeitet und mit einem markierten Ausdruck dem Kind widerspiegelnd zurückgegeben werden (Bateman & Fonagy 2004). Der so durch die Mutter metabolisierte Affekt des Kindes wird für dieses zu einer ersten Repräsentation des eigenen Affekts und bildet auf diese Weise den Kern des psychischen Selbst. Diese Aktivität und Funktion der Mutter hat also eine ähnliche Struktur wie die beschriebenen Elemente und Pole des »Inneren Analytikers«: resonante Aufnahme oder auch empathische Identifizierung, denkende und bedenkende Reflexion der eigenen affektiven Erfahrung und kommunikative Rückgabe an das Kind. Diese Funktionen könnte man auch insofern als »Inneren Analytiker« bezeichnen, als sie sich auf die unbewusste, präverbale Welt des Kindes beziehen.

Für die analytische Situation kann man danach davon ausgehen, dass auch der Analysand über die Funktionen des »Inneren Analytikers« verfügt, wenn auch in der Regel eher in einer eingeschränkten, durch Konflikte oder Traumatisierungen gehemmten, gestörten oder veränderten Art und Weise. In jedem Fall könnte man als zentrales Ziel der analytischen Arbeit ansehen, vor allem auch die Funktionen des »Inneren Analytikers« beim Analysanden entwickeln bzw. fördern zu helfen. Von einem »lebendigen analytischen Kontakt« ließe sich dann sprechen, wenn Analysand und Analytiker über die aktivierten Funktionen des »Inneren Analytikers« ein gemeinsames, emotionales Verständnis einer unbewussten Szene oder eines zentralen, unbewussten Zusammenhanges entwickelt haben; diese Momente stellen dann Indikatoren für eine sich produktiv entwickelnde analytische Situation oder Beziehung dar, in der emotionale Einsicht oder emotionales Wissen möglich wird (Symington 1990; Zwiebel 2004b).

D. Tuckett hat in einer Arbeit über die psychoanalytische Kompetenz einen mit dem Modell des »Inneren Analytikers« vergleichbaren Vorschlag gemacht, nach dem die psychoanalytische Kompetenz drei »frames« umfasst, die er als *teilnehmend-beobachtend*, als *konzeptuell* und als *interventionell* beschreibt (Tuckett 2005). Zum ersten »frame« zählt Tuckett eine Haltung der Rezeptivität, eine gewisse psychische Regression, eine Toleranz für Momente des Nicht-Verstehens und die Fähigkeit, Interesse und Neugierde aufrechtzuerhalten und Wahrnehmungen im eigenen Geist und dem des Analysanden zu registrieren (dies entspräche also einer »Beleuchtung« des introspektiv-empathischen Pols des »Inneren Analytikers«). Zum konzeptuellen »frame« rechnet Tuckett u.a. die Fähigkeit, die Entwicklung des analytischen Prozesses zu identifizieren und zu konzeptualisieren, wobei er auch die Fähigkeit erwähnt, einem unbewussten Faden zu folgen, sich ein Bild von der Übertragung zu machen und zwischen Wissen und Nicht-Wissen in Bezug auf den bisherigen Prozess zu unterscheiden (dies entspräche also einer »Beleuchtung« des kognitiv-reflexiven Pols meines Modells). Zum interventionellen »frame« gehört laut Tuckett die Fähigkeit, angemessene Deutungen zu geben, die weniger nach dem Muster von *richtig* oder *falsch* strukturiert sind, sondern in Kohärenz mit dem Denken und Handeln des Analytikers sind – was dem kommunikativen Pol des Modells entspricht.

Tucketts Überlegungen sind im Rahmen der Problematik einer Evaluierung der analytischen Kompetenz der Ausbildungskandidaten entstanden. Es ist klar, dass alle drei »frames« lebendig werden müssen, wenn man die analytische Situation und Beziehung verstehen und interpretieren will. Dies trifft nach meiner Vorstellung eben auch für das Modell des »Inneren Analytikers« zu: Erst die Aktivierung und das Zusammenwirken aller drei Pole macht die Funktionalität des »Inneren Analytikers« aus, was am Beispiel des geträumten, erinnerten und erzählten Traum nochmals deutlich werden kann – wir verstehen einen Traum nur dann, wenn wir ihn wahrnehmen, erinnern und reflektieren.

Allerdings sind beide Modelle nicht völlig vergleichbar, da sie in unterschiedlichen Kontexten beschrieben werden: Das Modell des »Inneren Analytikers« stellt eine Komponente der inneren Arbeitsweise des Analytikers dar. Es geht dabei im Wesentlichen um die Frage: Wie gestaltet sich die innere Arbeitsweise des Analytikers in seiner konkreten Praxis von Stunde zu Stunde? Die Beschreibung von Tuckett geht vom Kontext der Kompetenz aus: Was muss ein Analytiker alles können, um die analytische Arbeit oder die Entwicklung der analytischen Situation fördernd zu begleiten? Sein Ausgangspunkt ist ja, wie erwähnt, die Frage nach der Möglichkeit der Evaluierung des Ausbildungsstandes der Kandidaten. Der Begriff der *Kompetenz* würde sich dann auf die Qualität der inneren Arbeitsweise des Analytikers beziehen. Später werde ich noch auf den Begriff der *analytischen Identität* zu sprechen kommen, der sich vor allem auf das professionelle Selbstbild des Analytikers – auch in seiner phantasierten Außenwahrnehmung – beziehen lässt.

Die Verbindung zwischen der analytischen Position und dem »Inneren Analytiker«

Abschließend möchte ich nun noch einmal die These etwas näher beleuchten, dass die Grundannahmen bzw. Voraussetzungen und zentralen Funktionen der analytischen Position und der beschriebene reflexive Modus des »Inneren Analytikers« eng miteinander verwoben sind, dass die Selbstreflexion gleichsam der Katalysator der entsprechenden Funktionen und Annahmen, aber vor allem auch der Fähigkeiten, zwischen spannungsvollen Bipolaritäten immer wieder ein Gleichgewicht zu etablieren, ist. Die Durchdringung der analytischen Position mit der Selbstreflexion macht die Lebendigkeit der analytischen Arbeit und analytischen Beziehung aus. Denken wir beispielsweise an die verschiedenen Grundvoraussetzungen, die ich beschrieben habe: Wie dort deutlich geworden ist, gibt es in der gegenwärtigen Psychoanalyse keinen »gemeinsamen Grund« der theoretischen Grundannahmen. Wir haben es heute mit einer Vielfalt von konkurrierenden Theorien und Schulen zu tun, und es ist dem einzelnen Analytiker überhaupt nicht mehr möglich, alle Ansätze zur Kenntnis zu nehmen oder sich gar mit ihnen genauer auseinanderzusetzen. Letztlich bedeutet dies, dass wir auf uns selbst gestellt sind; dies gilt natürlich vor allem in der unmittelbaren Begegnung mit dem Analysanden in der konkreten, realen Sitzung.

Der selbstreflexive Umgang mit den theoretischen Grundannahmen, die implizite und explizite Anteile haben und stark von der persönlichen Erfahrung beeinflusst sind, bedeutet, dass der Analytiker sich dieses Einflusses und eines gewissen Selektionsprozesses bewusst ist und sich dabei auch vergegenwärtigt, dass seine Wahl auch mit seiner inneren Entwicklung, seinem eigenen Konfliktmuster und seiner Lebensgeschichte verbunden ist. Ebenso wichtig erscheint, dass er sich seiner impliziten, privaten Theorien bewusst wird, und zwar vor allem dann, wenn sie in Konkurrenz zu seinen offiziell vertretenen Theorien stehen und womöglich zur Inkonsistenz in seiner Arbeitsweise führen. Etwas Ähnliches lässt sich auch über die Modelle der Behandlungsmethode sagen. Hier erscheint es insbesondere wichtig, die zentralen Positionen immer wieder selbstkritisch zu überprüfen und zu erkennen, wenn bestimmte Auffassungen über die Methode und Technik dogmatische Züge entwickeln, die nicht in der Natur der Sache, sondern in persönlichen Bedürfnissen des Analytikers begründet sind. Besonders schwierig mag der selbstreflexive Umgang mit den konkreten Fähigkeiten und »Skills« sein; wenn auch begrenzt, kann es hier auch immer wieder gelingen, sogenannte »blinde Flecken« aufzuhellen, vor allem wenn sie punktuell oder im Rahmen eines Enactments auftreten. Noch schwieriger mag die persönliche Reflexion der eigenen Persönlichkeit und ihres Beitrags zur analytischen Situation sein; man denke nur an ichsyntone narzisstische Charaktermerkmale, die andere Personen – die womöglich unter ihnen leiden – deutlicher wahrnehmen, die aber vom Betreffenden kaum erkannt werden. Es ist dies eine wirklich schmerzliche Erfahrung, wenn man bei sich selbst, bei Kandidaten und Kollegen beobachten kann, wie begrenzt hier manchmal die selbstanalytischen und selbstreflexiven Möglichkeiten sind. Auch bei der Auswahl, Indikation und Diagnostik der Analysanden spielt der persönliche Einfluss des Analytikers eine wichtige Rolle, deren er sich immer wieder bewusst werden kann: Warum wählt er eine besondere Typologie von Patienten? Warum neigt er dazu, immer bestimmte Konfliktmuster oder eine frühe Problematik zu diagnostizieren? Mit welchen Patienten entwickelt sich eher ein gutes, mit welchen ein eher schlechtes »Matching«? Auch eine Einschätzung der Realitätsfaktoren bedarf einer ständigen selbstreflexiven Überwachung: Kann man in eigenen Krisensituationen noch die Verantwortung für die analytische Situation übernehmen? Welchen Einfluss haben äußere Faktoren auf die analytische Situation, etc.?

Mit einem Wort: Alle diese Grundannahmen und Voraussetzungen sind nicht statisch und dinghaft festgelegt, sondern entwickeln sich in einem dynamischen Feld, zu dem es keinen »extraterritorialen Standpunkt« gibt, so dass der Analytiker seinen Beitrag zum dynamischen Feld nur begrenzt reflektieren kann. Den Versuch zu machen, sich dieses Beitrags immer wieder bewusst zu werden, und die Folgen für den einzelnen Patienten und die Arbeit insgesamt zu würdigen, dies ist im Wesentlichen den Funktionen des »Inneren Analytikers« geschuldet.

In vergleichbarer Weise lässt sich dies auch für die beschriebenen multiplen Bipolaritäten postulieren. Sowohl der »persönliche Pol« als auch der »technische Pol« bedürfen der permanenten »Durchleuchtung« mittels Selbstreflexion, um das lebendige »In-der-Schwebe-Halten« zu generieren und aufrechtzuerhalten. Man denke beispielsweise an die Polarität von Wissen und Nicht-Wissen: Wie schnell entgleist diese Bipolarität in Überschätzungen und Überbewertungen oder auch Verleugnungen des bereits Erarbeiteten. Wie leicht lässt man sich in Mystifizierungen des Patienten hineinziehen, in denen alles offen, diffus und unklar bleibt, obwohl doch bestimmte Fakten eindeutig und bereits ausgesprochen und anerkannt schienen! Oder man denke an die Bipolarität von Absichtslosigkeit und therapeutischer Zielsetzung: Um hier ein ausgewogenes Verhältnis zu entwickeln, müssen in beiden Polen Tendenzen berücksichtigt werden, den einen oder anderen Pol überzubetonen. Dann lässt man entweder alles »laufen« und rationalisiert diese Haltung mit verschiedenen theoretischen Prämissen, oder man forciert die endlich zu erreichenden therapeutischen Veränderungen und entwickelt einen problematischen »furor sanandi«. Dies gilt auch für die Bipolarität von Assoziieren und Fokalisieren, die Klüwer als so zentral für die analytische Methode beschrieben hat. Später werde ich noch klarer zu beschreiben versuchen, welche entscheidende Rolle hier die Ängste des Analytikers spielen; und es wird dann noch präziser die Rolle des »Inneren Analytikers« zu beschreiben sein, der die negativen Emotionen wahrnimmt, sie zu verarbeiten beginnt und damit eine verändernde Integration ermöglicht.

Zum Abschluss dieses Unterkapitels möchte ich eine kürzlich erschienene Arbeit von Thomas Ogden erwähnen, in der er einige der auch mir wesentlichen Punkte sehr prägnant zur Sprache bringt, die ich in der Beschreibung des »Inneren Analytikers« versucht habe zu formulieren:

> »Eine Person konsultiert einen Psychoanalytiker, weil sie einem emotionalen Schmerz ausgesetzt ist, den sie – für sich selbst nicht erkennbar – entweder nicht träumen kann (d.h. sie ist unfähig, unbewusste, psychologische Arbeit zu leisten), oder sie wird durch das, was sie träumt, so gestört, dass das Träumen unterbrochen wird. In dem Maße, in dem es unfähig zum Träumen seiner emotionalen Erfahrung ist, ist das Individuum nicht in der Lage, sich zu ändern oder zu wachsen … Der Patient und der Analytiker lassen sich auf ein Experiment im Rahmen der analytischen Situation ein, das zur Generierung von Bedingungen geeignet ist, in denen der Analysand (mit der Teilnahme des Analytikers) fähiger wird, seine ungeträumten und unterbrochenen Träume zu träumen. Die vom Patienten

> und vom Analytiker geträumten Träume sind zur gleichen Zeit ihre eigenen Träume (und Tagträumereien) und solche eines dritten Subjekts, das Patient und Analytiker sowohl ist als auch gleichzeitig nicht ist. Auf dem Wege seiner Teilnahme im Träumen der ungeträumten und unterbrochenen Träume des Patienten lernt der Analytiker seinen Patient auf eine Weise und in einer Tiefe kennen, die es ihm erlaubt, ihm etwas Wahres über seine bewusste und unbewusste emotionale Erfahrung zu sagen, die sich zu einem gegebenen Zeitpunkt der analytischen Beziehung ereignet. Das, was der Analytiker sagt, muss für den Patienten für seine bewusste und unbewusste psychische Arbeit verwendbar sein, d.h. für das Träumen seiner eigenen Erfahrung, sich auf diese Weise umfangreicher in seine Existenz zu träumen« (Ogden 2004, S. 858).

Wesentlich für diese Überlegungen sind Bions Theorie des Träumens und der Unfähigkeit zum Träumen, der Rolle der *Alpha*-Funktion, mit der rohe Sinneseindrücke in Träume, Denken und Erinnerung transformiert werden, und seine Auffassung, dass Träumen ein kontinuierlicher Prozess auch während des Wachbewusstseins ist; weiterhin die Unterscheidung von nächtlicher Panik (dieser liegen kein Traum, keine Traumgedanken und keine psychische Arbeit zugrunde) und Alpträumen, in denen zwar unbewusste psychische Arbeit geleistet wird, die auftretenden Affekte aber zu stark werden, so dass die Traumgenerierung abgebrochen wird. Die wesentliche Aufgabe des Analytikers ist die Herstellung von Bedingungen, damit der Analysand seine ungeträumten Träume oder seine unterbrochenen Träume träumen kann. Voraussetzung für die analytische Situation ist auch, dass der Analytiker in den für die Analyse entscheidenden Bereichen eine größere emotionale Reife hat und in der Lage ist, sich, als Konsequenz seiner emotionalen Erfahrungen mit dem Analysanden, zu verändern und innerlich zu wachsen.

Der Analytiker entwickelt also in der analytischen Situation und Beziehung mit jedem einzelnen Analysanden die paradoxen Elemente der analytischen Position, die er dann in der Schwebe halten kann, wenn er die Funktionen des »Inneren Analytikers« aktivieren kann, die im Wesentlichen darin bestehen, dass er die ungeträumten oder abgebrochenen Träume seines Patienten und seine eigenen Träume (die umgewandelten emotionalen Erfahrungen mit seinem Analysanden) träumt und schließlich in Worte transformiert, mit denen der Patient sich verstanden und erkannt fühlt. Da auch dies eine idealtypische Beschreibung ist, müssen wir uns im Folgenden mit einer weiteren Dimension der inneren Arbeitsweise des Analytikers beschäftigen: mit den Konflikten, Problemen und Störungsmuster dieser inneren Arbeitsweise.

4. Über problematische Situationen, oder: Der »gestörte« Analytiker

Bezüglich der bisherigen Beschreibung der inneren Arbeitsweise des Analytikers – mit der Formulierung einer analytischen Position und ihrer Durchdringung mit selbstreflexiven Funktionen – könnte man auch von einer Beziehungsdynamik von Sich-Einlassen und Abstand-Nehmen sprechen: eine Dynamik, die ständig verarbeitet, durchgearbeitet und nachgearbeitet werden muss, da sie permanent von Störungen oder Entgleisungen bedroht ist. In diesem Unterkapitel möchte ich diese Beziehungsdynamik unter dem Aspekt der Störungen besprechen, die man auch als »problematische Situationen« bezeichnen kann. Es wird postuliert, dass diese »problematischen Situationen« keine kleineren Störfälle in einem ansonsten reibungslosen Ablauf darstellen, sondern konstitutiv für die analytische Situation und Beziehung sind. Bevor ich den Versuch mache, die Dynamik dieser »problematischen Situationen« auf gleichsam mikropsychologische Weise zu beschreiben, möchte ich auf einige allgemeine Überlegungen zur Praxis der Profession des Psychoanalytikers hinweisen, wie sie Buchholz kürzlich für die Profession der Psychotherapie formuliert hat (Buchholz 2006). Dabei schließ ich an die Überlegung an, dass es sich bei der analytischen Position mit ihrer grundlegenden Bipolarität um eine professionelle Position handelt, die in ihrer Charakteristik einige zentrale allgemeine Merkmale hat, die sich auch in anderen Professionen finden lassen.

Professionelle Situationen

Buchholz beschreibt eindrücklich, dass sich das professionelle Wissen von wissenschaftlichem und empirischem Wissen unterscheidet, da es eher »gelebtes Wissen« sei, und dass dieses Wissen von einer anderen Person nicht die Form von symbolischen Repräsentanzen, sondern die einer »aktualisierten Partizipation« habe (Buchholz 2006, S. 437). Bezug nehmend auf ein Buch von Donald Schön (1983), lassen sich folgende Besonderheiten für die professionelle Situation beschreiben:

1. Professionelle Situationen sind komplex, und die Situation kann nicht von einem externen Standpunkt aus beschrieben werden: »Ein Aspekt unserer psychotherapeutischen Kunst ist der, dass man eine Situation offenhält, das Ansteigen der Komplexität bis zu einem gewissen Grad aushält und den Punkt der Dringlichkeit findet, an dem man die gleichschwebende Aufmerksamkeit aufgibt« (Buchholz, ebd., S. 439). Professionelle Situationen sind wegen dieser Komplexität unsicher, und der Ausgang der professionellen Interventionen kann nicht vorhergesagt und gesteuert werden.
2. Professionelle Situationen sind nicht stabil, sondern Augenblicke in einem Ereignisstrom, und können daher auch schwer festgehalten werden.
3. Professionelle Situationen sind einzigartig, da man es mit einzigartigen menschlichen Personen zu tun hat, während die Ausbildung die Gemeinsamkeiten der Patienten betont.
4. Professionelle Situationen verlangen Entscheidungen, die sich mit dem Wertesystem des Therapeuten vereinbaren lassen.
5. Buchholz ergänzt als eine weitere Besonderheit, dass das Han-

deln der Professionellen in Situationen geschieht, von denen sie selbst ein Teil sind (was in gewisser Weise den ersten Punkt noch einmal variiert).

Diese Beschreibungen spiegeln nach meiner Auffassung sehr gut die klinisch-psychoanalytische Erfahrung.

Die Entwicklung von Störungen in einer realtypischen Sitzung

In einer früheren Arbeit habe ich den Vorschlag gemacht, zwischen der idealtypischen und der realtypischen Sitzung zu unterscheiden (Zwiebel 2004a). Während mit der idealtypischen Stunde eine abstrahierte, regelhafte und schematisierte, mit der Theorie und der Behandlungstechnik übereinstimmende Beschreibung formuliert wird, ist unter der realtypischen Stunde eine solche zu verstehen, die die eben erwähnten Merkmale der professionellen Situationen beinhaltet: Überkomplexität, Unsicherheit, Instabilität, Einzigartigkeit, Entscheidungsdruck und Verstricktheit. Danach kann man postulieren, dass Störungsmomente im Sinne der »problematischen Situationen« in einem gewissen Umfang für praktisch jede analytische Sitzung – die realtypische Sitzung – konstitutiv sind. Die auftauchenden Probleme hängen danach genau mit den beschriebenen Charakteristika der analytisch-professionellen Situation zusammen. Und die Beschreibungen von Übertragung und Gegenübertragung, von Widerstand und Gegenwiderstand und von Agieren und Mitagieren stellen Versuche auf der Makroebene dar, diese auftauchenden Probleme zu formulieren, zu beschreiben und Weisen des Umgangs damit vorzuschlagen.

Solche Beschreibungen sind für die unmittelbare, konkrete Arbeit in der Stunde mit dem Analysanden noch zu grob, vor allem, um die subtilen Beteiligungen des Analytikers in der Entwicklung einer realtypischen Sitzung klarer fassen zu können. Daher folgt der Versuch, auf der Mikroebene diese Entwicklung modellhaft nachzuzeichnen, auch wenn bei der Einzigartigkeit jeder Sitzung und des analytischen Paares dies wiederum mit der Gefahr einer Vereinfachung und Schematisierung verbunden ist.

Erst kürzlich hat Moser den Versuch gemacht, verschiedene Phasen der analytischen Sitzung zu beschreiben (Moser 2001). In seiner Arbeit geht es ihm vor allem um die Beziehungsregulierung in der Überlagerung von psychoanalytischer Mikrowelt (Übertragungs- und Gegenübertragungsdynamik) und direkter Beziehung. Im Zusammenhang mit der besseren Position des Analytikers im gemeinsamen Kommunikationszyklus von Kodieren, Dekodieren und inneren Verarbeitungsschlaufen beschreibt Moser auch Störungsmomente, ein Aspekt, der mich hier besonders interessiert:

> »Dies [die Verarbeitung, R.Z.] gelingt nicht immer, und der Analytiker gerät wie sein Analysand in einen diffusen, affektiven Zustand, z.B. in eine Befürchtung, der kommenden Stunde nicht gewachsen zu sein, weil er den Analysanden nicht zu verstehen glaubt. Für den Analytiker hingegen ist es schwierig, seine eigene affektive Übertragung zu reflektieren. Zumeist wird er versuchen, den inneren Anteil des encodierten Affektes in seinen Erlebnisbereich zu bekommen. Das bedingt aber bereits eine gute Verknüpfung mit jenen des inneren Erlebens. Diese Problematik möchte ich an dieser Stelle nicht weiter ausführen« (Moser 2001, S. 100 f.).

Genau an diese Stelle sei hier angeknüpft und der Versuch unternommen, anhand der Beschreibung einer realtypischen Stunde typische Störungsmomente zu beschreiben; dabei geht es – und daran möchte ich hier noch einmal erinnern – um den Anteil des Analytikers, weil wir uns ja in dieser Arbeit mit der inneren Arbeitsweise des Analytikers beschäftigen.

Die entscheidende Frage ist immer wieder, wie es dem Analytiker gelingt, die multiplen Bipolaritäten der analytischen Position in der Schwebe zu halten und daraus ein Verständnis der unbewussten inneren Welt und der Beziehungsdynamik zu entwickeln.

Die erste Antwort bestand darin, die notwendige Durchdringung aller Elemente mit der selbstreflexiven Funktion des Analytikers zu postulieren, was Moser in diesem Zitat ja auch zur Sprache bringt, wenn er nämlich davon spricht, »den inneren Anteil des encodierten Affektes in den Erlebnisbereich zu bekommen«. Die zweite Antwort wird darin bestehen, die Notwendigkeit für das Zulassen von »problematischen Situationen« und der Entwicklung einer Toleranz dafür anzunehmen. Dies setzt die Anerkennung voraus, dass »problematische Situationen« unvermeidlich und für die analytische Arbeit damit konstitutiv sind, dass sie aber auch potentiell kreativ umgewandelt werden können.

Beschreibt man den Beginn jeder Sitzung aus der Sicht des Analytikers mit der Haltung und Einstellung des positivistischen Paradigmas, so trifft das eben Gesagte bei mikroanalytischer Betrachtung im Wesentlichen nur auf die bewusste Einstellung des Analytikers zu.[20] Die Vorstellung der gleichschwebenden Aufmerksamkeit, der Absichtslosigkeit oder der Haltung von »no memory, no desire, no understanding« (Bion 1967a) zu Beginn der Stunde ist bereits ein unerreichbares Ideal, auch wenn es – vielleicht einem analytischen Mantra vergleichbar – durchaus die not-

[20] In der bereits erwähnten Arbeit hatte ich von zwei Modellen der analytischen Praxis gesprochen, dem monopolaren oder auch positivistischen Modell der Ein-Personenpsychologie und dem bipolaren oder auch intersubjektivistischen der Zwei-Personenpsychologie. Ich hatte eine Art »professionelles Doppelleben« postuliert, das folgende Frage provoziert: ›Beginnen wir nicht jede Sitzung mit einer Haltung und Einstellung, die dem klassischen oder positivistischen Paradigma entspricht? Es ist dies die Haltung der Abstinenz, der Anonymität, Neutralität, aber auch begleitender Einfühlung, die Erwartung, dass wir relativ objektiv die Gründe für das Leiden des Patienten und seine psychische Realität herausfinden und verstehen können, dass der analytische Prozess sich also weitgehend endogen monopolar entfalten wird und wir durch weitgehend objektive Deutungen den Prozess steuern können … Nun geschieht aber in vielen Sitzungen etwas, das man viel klarer mit dem Modell des postklassischen Paradigmas, des dialektisch-konstruktivistischen Paradigmas oder der ›intersubjektivistischen Wende‹ … bezeichnen könnte« (Zwiebel 2004a, S. 844 f.).

wendige, potentielle Offenheit unterstützt. Es gehört zur erworbenen Disziplin des Analytikers, dass er das emotional Unverdaute aus den vorherigen Stunden mit seinen anderen Patienten und aus seinem privaten Leben bewusst in den Hintergrund rücken kann, um sich auf seinen anwesenden Patienten möglichst umfassend kognitiv-emotional einzustellen.

H. König beschreibt in seiner Arbeit über den Erkenntnisprozess des Analytikers die Gefahr der Idealisierung bzw. Entwertung von Bions Forderung von »no memory«; *diese sei lediglich als ein Plädoyer für eine phasenweise Bemühung um ihre »disziplinierte Verleugnung« zu verstehen* (König 1996, S. 368). Es ist damit aber keineswegs garantiert, dass diese unbearbeiteten Reste in der einen oder anderen Weise nicht wirksam sind oder werden können. Es ist auch fast unvermeidlich, dass bestimmte Erwartungen, die sich aus den Erfahrungen mit dem jeweils gerade anwesenden Patienten entwickelt haben, zu mindestens latent aktiviert werden: Es ist das innere Bild, das wir im Laufe der gemeinsamen Arbeit von der Kindheit, der aktuellen Realität und der Übertragungssituation des Patienten entwickelt haben. Es erscheint auch fast unvermeidlich, dass bestimmte Befürchtungen ebenfalls latent aktiviert werden, die sich auf die bereits vertrauteren problematischen Bereiche dieser speziellen psychoanalytischen Behandlung beziehen. Zu erwähnen sind auch die momentanen theoretischen Einstellungen, die aufgrund aktueller Lektüre, Interessen und analytischer Fragestellungen im Vordergrund stehen. Man könnte auch von einer kompromisshaften Einstellung des Analytikers sprechen, indem sein aktuelles Erleben, sein Verstehen und sein Handeln in der Anfangssituation jeder Stunde auch von seinen jeweiligen Wünschen, Ängsten, Ich-Interessen und Abwehrmechanismen geprägt sind. Auch für diese initiale Phase lässt sich also bereits das Spannungsfeld von »persönlichem Pol« und »technischem Pol« formulieren, auch wenn in der durchschnittlichen Stunde das Persönliche eher im Hintergrund und die technische Haltung im Vordergrund steht.

Aufgrund der Struktur der der analytischen Situation inhärenten Asymmetrie (der Patient spricht über sich, und der Analytiker hört zu), der Neutralität (der bewussten Nicht-Bewertung der Erzählungen, Assoziationen und des Handelns des Patienten) und der Abstinenz (der Kontrolle der eigenen Wünsche und Bedürfnisse des Analytikers) entwickelt sich ein Feld von Versuchung[21] und Versagung, das für beide Partner der analytischen Situation, wenn auch in unterschiedlichem Ausmaß, gilt: Dies kann man als einen Aspekt der Bipolarität und Dialektik von Asymmetrie und Gegenseitigkeit betrachten. Die Gegenseitigkeit oder Mutualität drückt sich darin aus, dass durch das Ritual der analytischen Situation bei beiden Partnern die innere, unbewusste Welt mobilisiert wird; die Asymmetrie drückt sich darin aus, dass die inneren Beziehungsmuster des Patienten und nicht die des Analytikers primär in das Feld der Betrachtung kommen.

Dennoch entwickeln beide Übertragungen und Gegenübertragungen, und zwar in einem simultanen und nicht nur in einem konsekutiven Sinn. Beide Partner reagieren also mit ihren bewussten und unbewussten Beziehungsmustern und Beziehungsbereitschaften auf die besondere und einzigartige Struktur der analytischen Situation. Sprechen und Zuhören resultieren demnach aus der eigenen inneren Welt und der jeweiligen Wahrnehmung des Anderen. Die Erzählungen und Assoziationen des Patienten entstammen nicht nur seiner eigenen, inneren Welt, sondern reflektieren auch die aktuellen Wahrnehmungen über seinen Analytiker. In gleichem Sinne sind aber auch das Zuhören, Erleben und Verstehen des Analytikers nicht nur das Ergebnis seiner Wahrnehmungen und Beobachtungen des Patienten, sondern sie sind auch gefärbt und geprägt von seiner eigenen inneren, unbewussten Welt. Dies zeigt sich vor allem an seiner assoziativen Selbstbeobachtung, die darin besteht, dass sein Zuhören von Assoziationen, inneren Bil-

[21] Moser spricht in diesem Zusammenhang unter Bezugnahme auf French auch von der Entwicklung von Hoffnung.

dern, Träumereien und Emotionen begleitet wird, deren der Analytiker mehr oder weniger aufgrund der Funktionen des »Inneren Analytikers« gewahr werden kann. Dieser Fokus auf der Gegenseitigkeit eröffnet gleichzeitig den Blick auf die asymmetrische Komponente: Der Analysand steht in der Regel unter einem stärkeren Leidensdruck als der Analytiker, und dies berücksichtig auch der Analytiker in seiner Einstellung dem Patienten gegenüber. Damit bleibt die Gegenseitigkeit vorerst im Hintergrund, und die Übertragung des Patienten rückt in den Vordergrund der Betrachtung.

Die sich auf Seiten des Analysanden entwickelnde Übertragung kann man somit als aus inneren Quellen und äußeren Wahrnehmungen gespeiste unbewusste Beziehungsbereitschaft verstehen, die sich inhaltlich in den Erzählungen und Assoziationen und formal in der Art des Sprechens und Schweigens und der »Behandlung« des Analytikers dokumentiert.[22] Da diese Übertragungsmuster unbewusst sind, werden sie sich nur indirekt über die Mitteilungen und Handlungen des Patienten äußern können. Durch die vom Analytiker entwickelte Fähigkeit, das professionelle Spannungsfeld von »persönlichem Pol« und »technischem Pol« in der Schwebe zu halten, welches in der Dialektik von Sich-Einlassen und Abstand-Nehmen zum Ausdruck kommt, ist es dem Analytiker eher möglich, diese Beziehungsdynamik zu erkennen, zu verstehen und zu deuten. Hier ist die Bezeichnung »eher« besonders herauszustellen, weil es früher oder später durch die Entfaltung der unbewussten Beziehungsdynamik zu einer Störung der anfänglich relativ entspannten Position des Zuhörens kommt. Treurniet beschreibt in der schon zitierten Arbeit, dass der Analytiker bereit sein muss, sich in die innere, unbewusste Welt seines Patienten wie mit einem »affektiven Lasso« hineinziehen zu lassen, um den analytischen Prozess im Dienste seines Patienten fördern zu können (Treurniet 1996).

[22] Diese Beschreibung geht von einem durchschnittlich neurotisch strukturierten Patienten aus und berücksichtigt nicht die vielen atypischen Entwicklungen bei Patienten mit sogenannten »Frühstörungen«.

An dieser Stelle beginnt sich das zu entwickeln, was ich als »problematische Situation« zu beschreiben versuche. Bei Fokussierung auf die innere Situation des Analytikers lässt sich nämlich beobachten, dass die anfänglich entspannte Position des Zuhörens und Beobachtens in ein Spannungsfeld führt, das nur schwer generalisierend beschrieben werden kann, weil es viele verschiedene und letztlich einzigartige und hoch-spezifische Beziehungsdynamiken gibt. Als charakteristisch für dieses auftauchende Spannungsfeld lässt sich jedoch etwas allgemeiner formulieren, dass aufgrund der zunehmenden Unklarheiten, Mehrdeutigkeiten und Ungewissheiten des Materials und der Beziehungsdynamik – es sei hier noch einmal an die Phänomene der Komplexität, der Unsicherheit, der Flüchtigkeit, der Einzigartigkeit, der Verstricktheit und des Entscheidungsdrucks der professionellen Arbeit erinnert – beim Analytiker der Wunsch entsteht, dem Beobachteten, Gehörten und Erlebten eine Bedeutung, einen Sinn abzuringen und mit dem Analysanden darüber zu sprechen, dass aber gleichzeitig auch der Zweifel wächst, »weil er den Analysanden nicht zu verstehen glaubt« (Moser 2001, S. 100). In der Bipolarität von Wissen und Nicht-Wissen bzw. Verstehen und Nicht-Verstehen rücken das Nicht-Wissen und das Nicht-Verstehen eher in den Vordergrund und charakterisieren das, was man als »problematische Situation« beschreiben könnte: Spannungszunahme, Gewahrwerden der Komplexität und Ungewissheit, des Nicht-Verstehens oder Noch-nicht-Verstehens und der dadurch mobilisierte, aber vielleicht auch frustrierte Deutungswunsch.[23] Dieses Spannungsfeld beruht in vielen Fällen auf einer Zunahme der Kluft zwischen

[23] In einer früheren Arbeit habe ich zwischen »problematischen Momenten« und »problematischen Situationen« zu unterscheiden versucht. Ich denke jetzt, dass diese Unterscheidung nicht wirklich hilfreich ist, und spreche daher weiterhin nur von »problematischen Situationen«, die sich auf die jeweilige analytische Sitzung beziehen. Kommt es zu gehäuften Wiederholungen und Fixierungen dieser »problematischen Situationen«, dann kann man auch von Chronifizierungen sprechen (Zwiebel 2004b).

dem »technischen Pol« (die Analyse des Gehörten und Beobachteten) und dem »persönlichen Pol« (die affektiven Wirkungen der unbewussten, inneren Welt des Analysanden auf die eigene, innere Welt). Das von Klüwer beschriebene bipolare Spannungsfeld von Assoziieren und Strukturieren wird durch diese Kluft drängend und dringlicher. Diese Entwicklung der »problematischen Situation« erscheint unvermeidlich und damit konstitutiv für viele, wenn nicht sogar alle analytischen Sitzungen – eine Einschätzung, die allerdings von der Genauigkeit der Selbstbeobachtung und wohl auch vom Mut des Analytikers abhängt; bekanntlich unterliegt auch er immer wieder erheblichen Selbsttäuschungen in Bezug auf das Verstehen, etwa im Sinne von Bions »überwertigen Ideen«. Ganz wesentlich für diese Situationen ist nun ihr unlustvoller, unbehaglicher Charakter: Die negativ gefärbten Emotionen lösen in der Regel die Aktivität des »Inneren Analytikers« aus und führen daher zu einer konstruktiven Bewegung und Antwort, die oftmals in der Lage ist, die sich entwickelnde »problematische Situation« erst einmal aufzulösen.

In eher unproblematischen Stunden reagiert der Analytiker also auf diese »problematischen Situationen« mit einer aus einer strukturierenden und fokalisierenden Bewegung heraus entwickelten Intervention, die das Erleben und Denken in einer vorerst eher flüchtigen, vorläufigen Modellbildung bündelt (diese Intervention kann auch stumm bleiben) und zu einer partiellen Auflösung der »problematischen Situation« führt, indem sie neues Material oder bislang abgewehrte emotionale Reaktionen mobilisiert, die ein vertieftes Verständnis der Situation und des Patienten ermöglichen.

Als klinische Illustration erwähne ich eine Sitzung mit einem Patienten, der nur schwer einen Zugang zu seinen Träumen finden konnte und dem es lange Zeit besonders schwer fiel, seine Mikrowelt »Traum« mit seiner Mikrowelt »Alltag« und der psychoanalytischen Mikrowelt in Verbindung zu bringen.

In dieser Sitzung erzählt er zu Beginn einen Traum, berichtet von zwei alltäglichen Begebenheiten und bezieht sich gleichzeitig auf das bevorstehende Ende der analytischen Behandlung. Danach breitet sich eine für die Behandlung typische lähmende Spannung aus, die in dem Schweigen des Patienten kulminiert. Dies könnte man als Beginn einer »problematischen Situation« betrachten, indem der Analytiker die Spannung, die Unklarheit der Zusammenhänge, den Beziehungsdruck und seinen Deutungswunsch klar zu spüren beginnt. Gleichzeitig hat der Analytiker aber den Eindruck, dass die Abschottung zwischen der Traumwelt und der Alltagswelt und die Attacken auf die Verbindungen zwischen ihnen diesmal nicht so massiv wie sonst sind. Daher fasst er die Bemerkungen des Patienten noch einmal zusammen und formuliert positiv die spürbaren Verbindungen zwischen dem Traum und den anderen Einfällen; er bemerkt, dass eine größere Klarheit wahrscheinlich noch nicht möglich sei, weil sicherlich manches bislang nicht zur Sprache gekommen sei. Dies bringt die Assoziationen des Patienten wieder in Fluss (vor allem auch deshalb, weil der Patient diese Bemerkung nicht wie früher als ausschließlich kritisierend empfindet), und es kommen weitere Mitteilungen, die bislang nicht gesehene Verbindungen zwischen Traumwelt, Alltag und Übertragung verständlicher machen. Durch diese Deutung, in der gleichzeitig fokussiert und der assoziative Pol angesprochen wird, hat sich die beginnende »problematische Situation« partiell aufgelöst.

Erwähnenswert erscheint hier, dass der Analytiker sein Nicht-Wissen und Nicht-Verstehen nicht überspielt, aber gleichzeitig doch den Versuch macht, mit seinem Analysanden in Kontakt zu bleiben und die sich anbahnende Lähmung zu transformieren. In seiner Deutung signalisiert er dem Analysanden, dass er ihn gehört hat, was er gehört hat, aber gleichzeitig auch, was ihm nicht klar geworden ist. Mir scheint, dass diese Form der Intervention oft sehr hilfreich ist, weil sie authentisch das gegenwärtige Spannungsfeld in der analytischen Situation zu beschreiben versucht und dabei auch den Anteil des Analytikers – also seinen »persönlichen Pol« – nicht zu verleugnen trachtet. In diesem Fall erlebt der Patient die Deutung auch wie eine freundliche Aufforderung zur weiteren Zusammenarbeit, was aber in früheren, vergleichbaren Situationen nicht immer gelang; ich glaube, der Patient hatte sich mittlerweile auch davon überzeugt, dass die Auffassung des Analytikers von der gemeinsamen analytischen Arbeit wirklich ernst gemeint war.

Nicht selten gelingt jedoch die Auflösung von »problematischen Situationen« nicht so leicht wie in dieser klinischen Illustration; man könnte dann von einer Vertiefung oder Steigerung sprechen. Typisch dafür ist eine symptomatische Reaktion auf Seiten des Analytikers: Sind die Spannungssteigerung, das Nicht-Verstehen und der frustrierte Deutungswunsch zuerst noch tolerabel und sind sie zur gleichen Zeit im Gewahrsein des Analytikers, wird diese Erlebnisdimension (bezogen auf Spannungssteigerung, Nicht-Verstehen, frustriertem Deutungswunsch) nun bei Intensivierung und längerer Dauer drängender, die Toleranz wird durch eine konflikthafte Reaktion des Analytikers abgeschwächt, und seine Subjektivität drängt sich stärker in den Vordergrund. Im Zentrum steht das Gefühl, die aktuelle Situation mit seinem Analysanden in seiner Bedeutung nicht mehr ausreichend zu verstehen: Die Anspannung und der Druck steigen, die Verbindungen zwischen den Einfällen und den Erzählungen und seinen eigenen Überlegungen und Assoziationen bleiben rätselhaft und verwirrend, und es entstehen emotionale Reaktionen wie Langeweile, Müdigkeit, Gefühle der Hilflosigkeit und Ohnmacht, Verwirrung, angestrengtes Nachdenken, Rückzug in eigenes Phantasieren, Ärger, sexuelle Erregungen, Körpersymptome etc.

Bei genauer Betrachtung lässt sich, falls die Selbstbeobachtung und eine gewisse Selbstreflexion noch aufrechterhalten werden können, manchmal erkennen, dass die symptomatischen Reaktionen bereits eine Folge des Nicht-Verstehens sind bzw. sich darin eine reduzierte Toleranz des Nicht-Verstehens oder ein Vermeiden und Verleugnen des Nicht-Verstehens äußert. Dem entspricht nicht selten auch ein vom Patienten ausgehender Druck, die schweigende und zurückgenommene Haltung aufzugeben und ihm endlich zu sagen, wie alles zu verstehen sei. Es kann dann durchaus sein, dass der Analytiker diese Erwartung als angemessen empfindet, doch selbst so rat- und hilflos ist, dass es ihm noch nicht einmal gelingt, dies irgendwie in Worte zu fassen; dann kommt noch ein Moment von Verzweiflung dazu. Noch allgemeiner formuliert, könnte man also sagen, dass diese intensivierten, prolongierten »problematischen Situationen« von Ungewissheit, Nicht-Wissen und Nicht-Verstehen, von Überkomplexität, Widersprüchen und Gegensätzlichkeiten sowie Ohnmacht gekennzeichnet sind; sie stellen eine massive Versagung des Deutungswunschs dar, was wiederum zu negativen Emotionen wie Angst, Schuldgefühl und Scham führt – falls diese erlebbar bleiben; häufiger werden diese Emotionen abgewehrt und tragen dann zu den entsprechenden symptomatischen Reaktionen bei.[24] Dies geschieht auch vor allem dadurch, dass das Aushalten der Unintegriertheit, die Frustration des Nicht-Wissens, die Abwesenheit einer »Theorie-Brust«, die uns mit Bedeutung versorgt, und der Verlust des Glaubens an eine psychische Realität nicht mehr ausreichend toleriert werden können (siehe auch Bion 1970).

Kurz gesagt, macht die »problematische Situation« den Analytiker zum Leidenden und Mitleidenden. In einer dialektischen Betrachtungsweise bedeutet dies, dass die anfangs im Vordergrund stehende Asymmetrie die im Hintergrund ständig wirksame Gegenseitigkeit aktiviert hat: Das Leiden wird nun stärker von Patient und Analytiker geteilt, und zwar nicht nur in dem in der Anfangssituation und der dosierten teilnehmenden Beobachtung implizierten Mitgefühl und Miterleben, sondern in einem eher ungewollten, erzwungenen und unlustvollen Maße. Bei manchen Patienten kann es sogar zur Rollenumkehr kommen. Als wesentlich erscheint es zu betonen, dass auch die »problematischen Situationen« symmetrische und asymmetrische Aspekte haben, also

24 Relativ typisch sind auftauchende Größenphantasien, in denen der Analytiker erfolgreiche und gelingende Handlungen phantasiert, die oft übertrieben und maßlos sind und Hinweise auf Gefühle des Mangels und Ungenügens geben.

Beiträge des Patienten und des Analytikers, wenn auch in unterschiedlichem Ausmaß, umfassen.

Man könnte also sagen, dass beide Partner der analytischen Situation mit ihren jeweiligen Persönlichkeiten und vor allem ihren Übertragungen und Gegenübertragungen die »problematischen Situationen« hervorbringen. Dabei spielt die Intoleranz gegenüber der ungewissen und widersprüchlichen analytischen Situation die entscheidende Rolle. Dies entspricht nach meiner Meinung auch einer der zentralen Thesen des dialektisch-konstruktivistischen Paradigmas, dass nämlich alle Phänomene der analytischen Situation vom Analysanden und vom Analytiker ko-kreiert sind (siehe auch Hoffman 2006b).

Wiederum als klinische Illustration beschreibe ich die Sitzung mit einer Patientin nach einer Wochenendunterbrechung.

Zu Beginn ist der Analytiker wach, konzentriert und »milde« interessiert im Sinne der disziplinierten Verleugnung von »memory«. Die Patientin berichtet von einigen Ereignissen am Wochenende vor allem mit ihrem Sohn, ihrem Mann und ihrer Mutter. Relativ schnell spürt der Analytiker, dass sich eine leichte Langeweile und ungewollte Müdigkeit einschleicht, was dazu führt, dass er sich anzustrengen und zu überlegen beginnt, wie die Einfälle der Patientin und sein Desinteresse zu verstehen seien. Selbst als er merkt, dass er sich anspannt – er bemerkt z. B., dass er sich in seinem Sessel verkrampft –, kann sich, da er offenbar zu sehr »verstehen« will, die aufkommende Müdigkeit nicht auflösen. Ihm fällt auf, dass er sich auch nicht an die letzte Freitag-Stunde erinnern kann, und er spürt ein deutlicher werdendes Unlustgefühl. Für eine Weile hält er den Gedanken »Heute ist eine typische Montag-Stunde« im Hintergrund seiner Aufmerksamkeit. Als sich die Patientin an zwei Träume vom Wochenende erinnert, die beide von ihrem Inhalt her als sehr gegensätzlich erscheinen – in dem einen Traum ist ein sexueller Inhalt deutlich angesprochen, in dem anderen ein aggressiver Inhalt, der sich relativ leicht auf die Übertragungssituation beziehen lässt –, vertieft sich die Müdigkeit, und der Analytiker hört die Patientin nur noch aus weiter Ferne; dies erlebt er als absolut zwingend und unangenehm in seiner lähmenden Qualität. Die Traumbilder bleiben nicht haften, sondern verflüchtigen sich, wie auch die übrigen Assoziationen der Patientin; die eigene assoziative Selbstbeobachtung kommt ebenfalls zum Erliegen, so dass bis zum Ende der Sitzung ein quälendes Müdigkeitsgefühl bestehen bleibt. Die Patientin scheint von diesem Erleben des Analytikers nichts wahrzunehmen und kommt auch in den folgenden Stunden nicht darauf zu sprechen.

Es gibt in diesem Fall für die geschilderte Stunde kein »happy end« im Sinne einer positiven Auflösung: Nach meiner Erfahrung gibt es generell immer wieder solche »schlechten« Stunden, die aber manchmal in erstaunlicher Weise von »guten« Stunden gefolgt werden; manchmal drängt sich mir der Eindruck auf, dass solche problematischen Stunden sogar notwendig sind, damit neue Einsichten und Entwicklungsschritte eingeleitet werden können. In vielen Fällen kommen dann die Patienten selbst auf eine solche Sitzung zurück, die sie ebenfalls als unbefriedigend und quälend empfanden, weshalb sie dann den ernsthaften Versuch unternehmen, die Gründe dafür besser zu verstehen.

Für die eben geschilderte Behandlung war typisch, dass solche »problematischen Situationen« in der ersten Phase der Behandlung sehr häufig auftraten und im Verlaufe der weiteren Analyse immer seltener wurden, auch wenn sie nie ganz verschwanden, selbst dann nicht, als die Dynamik von Ab- und Anwesenheit, die Problematik des Besetzungsentzugs als Reaktion auf Trennungen und die damit verbundene Affektabwehr teilweise durchgearbeitet worden waren und dies zu durchgreifenden Veränderungen geführt hatte. Diese positive Entwicklung hing nicht nur mit den Veränderungen der Patienten zusammen, sondern auch mit der wachsenden Fähigkeit des Analytikers, die in dieser Analyse auftretenden »problematischen Situationen« schneller zu identifizieren und entsprechend auf sie zu reagieren. Im Sinne einer Wiederentdeckung erinnerte er sich gerade bei dieser Patientin an eine Bemerkung von Argelander (persönliche Mitteilung von 1976), der sich schon früh der Dynamik von Assoziieren und Strukturieren bewusst war und auf die Problematik verwies, die entsteht, wenn der Analytiker zu lange im assoziativen Bereich bleibt, man also gleichsam den optimalen Zeitpunkt der Strukturierung verpasst.

Die Arbeiten von Thomas Ogden gehören zu den analytischen Publikationen, in denen die hier diskutierten »problematischen Situationen« ebenfalls detaillierter aufgegriffen werden. Als ein Beispiel erwähne ich das folgende, das ich in einem späteren Kapitel noch einmal aufgreifen werde. Ogden beschreibt, wie sich nach einer längeren Phase einer eher befriedigenden Analyse folgende Situation entwickelte:

> »Ich fand, dass meine Neugierde der Patientin gegenüber abnahm, und das beunruhigte mich. Es fühlte sich an, als würde ich meinen Geist und meinen Verstand nicht mehr benützen können. Ich erlebte während der Stunden eine Art Klaustrophobie und wehrte diese Angst ab, indem ich manchmal die noch verbleibenden Minuten bis zum Ende der Stunde zählte. Einige Male spielte ich mit dem Gedanken, der Patientin zu sagen, ich sei krank und müsse daher leider die Sitzung vorzeitig beenden. Manchmal zählte ich meine Pulsschläge per Minute, offensichtlich, ›damit die Zeit verging‹. Obwohl ich das bei keinem anderen Patienten jemals gemacht hatte, war mir anfänglich dabei gar nicht bewusst, dass dieses Pulsmessen etwas Merkwürdiges war. Die Gedanken, Gefühle und Empfindungen, die sich im Zusammenhang mit dieser Aktivität einstellten, betrachtete ich nicht so sehr als ›analytisches Material‹, sondern erlebte sie als eine kaum merkbare private Erfahrung« (Ogden 2001, S. 22).

Ogden beschreibt diese aus seiner Sicht »problematische Situation« als Reaktion auf eine Patientin, die die Stunden zwar mit Reden anfüllte, das aber keine Elemente zu Tage brachte, die die Erarbeitung eines tieferen Verständnisses oder eine Deutung ermöglichten. Das Nicht-Verstehen und der frustrierte Deutungswunsch führen auch hier also zu einer affektiv geprägten Situation, die zuerst als ich-synton erlebt wird und einen Impuls auslöst, die unlustvolle Situation zu verlassen. Ich selbst habe keinen Zweifel, dass sehr viele Analytiker eine Unzahl vergleichbarer Situationen in Erinnerung haben und auch schildern können.

Thomas Stark diskutiert in der schon erwähnten Arbeit über die masturbatorische Position als einen seiner Theoriebausteine die Regulierungstheorie von Moser, von Zeppelin und Schneider, die auch für den hier angesprochenen Diskussionszusammenhang von Bedeutung ist. Dabei werden Träumen und Wachsein als eine Abfolge von Situationen konzeptualisiert; diese Situationssequenz ist Ausdruck einer begleitenden Regulierung:

> »Eine zentrale Rolle kommt den Affekten zu. Sie werden unter anderem als Informationen verstanden, die von der sich entwickelnden Situation an die Regulierung oder von einem Regulierungskontext an einen anderen gehen. Wichtige Parameter der Regulierung sind das Lust-/Unlustprinzip und Sicherheit, Wohlbefinden, Wunscherfüllung, Spannungsfreiheit ... Die sich entfaltende Situation wird so gestaltet, dass die sich darin entfaltenden Affekte die gesetzten Parameter der Regulierung einhalten. Ist dies nicht mehr der Fall, kommt es zu einem Abbruch der angelaufenen Regulierung (Interrupt) und zum Aufbau einer neuen Situation. Die Grenzen einer Situation sind also durch die Interruptreaktionen gekennzeichnet. Auslöser einer Situation sind Motive« (Stark 2005, S. 18).

Dieser Begriff der »Situation« ist nicht mit dem Begriff der Situation aus der *Theory of Mind*-Diskussion identisch, in der der Begriff *Situationstheorie* eine in der Kindheit entstehende Form des konkretistischen Denkens beschreibt: »Situation« im Sinne der Regulierungstheorie und »Situationstheorie« im Sinne der *Theory of Mind*-Theorie begegnen einander in der Interruptregulierung: »In ihr werden die Elemente aus Gründen des Regulierungsbedarfs konkretistisch umgestellt und neu positioniert. Interruptregulierung ist ein Vorgang im Rahmen der Situationstheorie. Hingegen können die Prozesse innerhalb einer Situation im Sinne der Regulierungstheorie im Format der Situationstheorie oder der repräsentationalen *Theory of Mind* ablaufen« (ebd., S. 19).

Für unseren Zusammenhang wichtig erscheint mir die Feststellung, dass die analytische Sitzung als eine Sukzession von Situationen aufgefasst werden kann, die von Analysand und Analytiker gestaltet und reguliert werden, wobei die affektive Balancierung von emotionalem Involvement und Sicherheitsprinzip entscheidend ist. Das Niveau der Regulierung kann sich im Modus der Situationstheorie – hier sind die psychischen Abläufe präsentisch und konkretistisch, und in diesem Fall spricht Moser (2001) von der direkten Beziehung – oder aber im reflexiven Modus abspielen: hier spricht Moser von der Entfaltung der psychoanalytischen Mikrowelt der Übertragung und Gegenübertragung.

Die hier beschriebenen »problematischen Situationen« stellen in gewisser Weise spezifische Situationen in einem kontinuierlichen Beziehungsablauf dar, die bereits Folge einer problematischen Regulierung sind und weitere oder andere Regulierungen hervorrufen. Eine Dysbalance der Regulierung – das emotionale Involvement kann dabei entweder zu massiv oder zu gering sein – führt durch eine Unterbrechung (interrupt) oder eine affektive Überflutung in eine »problematische Situation«, die ihrerseits wieder durch eine affektive Über- oder Unterbelastung gekennzeichnet sein kann: Im Beispiel Ogdens führt die Affektisolierung der Patientin zu einer Reaktion des Analytikers, die sich in einem Kollaps seines Denkraums und einem Rückzug auf ein unmittelbar konkretistisches Denken manifestiert. Man könnte hier ohne weiteres sowohl von einer »Krise des Kontaktes« als auch von einer »Krise des Verstehens« sprechen; nach meiner Erfahrung könnte man die hier geschilderten »problematischen Situationen« auch in diesem Sinne beschreiben.

Die Kunst des Analytikers besteht wohl u.a. darin, diese unvermeidlich auftretenden »problematischen Situationen« mit Hilfe spezifischer Interventionen zu unterbrechen, wobei es oft der Einfühlung und Intuition überlassen bleibt, ob in einer gegebenen Situation mehr emotionales Involvement oder aber mehr Sicherheit notwendig ist. Dies hängt sicherlich auch mit dem Verständnis der Mentalisierungskapazität des Patienten und damit der Fähigkeit, eine analytische Mikrowelt zu entwickeln, zusammen. In der psychoanalytischen Literatur häufen sich die Beschreibungen von Patienten, die hier entscheidende Probleme haben. Weniger diskutiert ist bislang die Frage, inwieweit die emotionale Regulierungskapazität und das Mentalisierungsniveau auf Seiten des Analytikers störbar und verletzlich sind, so dass er »problematische Situationen« mitgeneriert, die zu Stagnationen und möglicherweise sogar zu katastrophalen Entwicklungen in der analytischen Beziehung führen können. Manche »problematischen Situationen« entstehen z.B. dadurch, dass das emotionale Involvement des Patienten so zurückgenommen ist, dass es dem Analytiker sehr schwer wird, seinerseits seine analytische Position in der Schwebe zu halten, dass vielmehr emotionale Wünsche auf seiner Seite geweckt werden, die sich auch auf die direkte Beziehung zum Patienten beziehen können. Ich werde auf diese Fragen sowohl im nächsten Abschnitt als auch im zweiten Teil der Arbeit wieder zu sprechen kommen.

Die hier dargestellten Überlegungen zur unvermeidlichen Entwicklung von »problematischen Situationen« – ihr Zulassen, ihre Wahrnehmung und schließlich der Versuch ihrer Transformation –, verbunden mit der Auffassung, dass dies einen wesentlichen Aspekt der inneren Arbeitsweise des Analytikers berührt, betonen noch einmal die Ansicht, dass die beschriebene analytische Position in einem oszillierenden Gleichgewicht gehalten werden muss, das permanent irritier- und störbar ist. G. Schneider beschreibt diesen Gesichtspunkt in seiner neuen Arbeit mit dem Begriff der aporetischen Grundlegung der psychoanalytischen Behandlungstechnik:

> »Vor dem Hintergrund des Gesagten ist eine aporetische Situation/ Konstellation etwas Grundsätzlicheres als nur eine Problemsituation: Ein Problem wird zu einer Aporie erst dadurch, dass es a) einen konstitutiven Aspekt des Analysierens betrifft, so dass die Möglichkeit des Analysierens selbst prinzipiell in Frage steht, und verbunden damit b) [dadurch] dass es keine methodisch ableitbare Lösung gibt, aus der aporetischen Situation, die insofern ein aporetischer Graben ist, in systematischer Weise herauszukommen, vielmehr muss ein solcher Ausweg jeweils in einem kreativen Akt, dessen Gelingen nicht selbstverständlich ist, entdeckt werden …

Analysieren als analytische Praxis ist essentiell aporetischer Art … und besteht in dem Versuch, analytisch aus dem aporetischen Graben herauszukommen, die aporetische Konstellation zu transformieren« (Schneider 2006).

Nach diesem Verständnis würde man die von mir klinische beschriebene »problematische Situation« als Ausdruck des aporetischen Grabens bezeichnen können, der sich nicht nur auf die Widerstände bezieht, die sich gegen die analytische Arbeit richten, sondern auch auf solche, die mit dem Gegenstand der Psychoanalyse in Zusammenhang stehen, nämlich dem nur begrenzt zugänglichen Bereich der unbewussten, inneren Welt des analytischen Paares. Was sich davon manifestiert, erkennbar und verstehbar und schließlich auch verarbeitet und bearbeitet werden kann, hängt von einer kaum übersehbaren Fülle von Determinanten ab, eine Einsicht, die immerhin zu professioneller Bescheidenheit, wenn nicht sogar Demut führen mag.

5. Transformation durch multiple Bifokalität, oder: Das interkontextuelle Denken

Bislang habe ich die grundlegende Bipolarität des »persönlichen Pols« und des »technischen Pols« der analytischen Position, die notwendige oszillierende Balance von Festhalten und Loslassen dieser Polaritäten, die vor allem durch die selbstreflexive Fähigkeit des Analytikers aufrechterhalten wird, und das Zulassen und Wahrnehmen von »problematischen Momenten«, die als unvermeidlich und konstitutiv für die analytische Situation angenommen werden, beschrieben. Als eine weitere, entscheidende Komponente in der seelischen Arbeit des Analytikers möchte ich nun die Transformation der »problematischen Situationen« in Einsicht, Verstehen und Interpretation zu beschreiben versuchen. Ich führe hier Überlegungen weiter, die ich an anderer Stelle bereits diskutiert habe (Zwiebel 2004a).

Als Ausgangspunkt wähle ich den Vergleich zwischen der »problematischen Situation« und der Unterscheidung vom geträumten, erinnerten und erzählten Traum (Moser & v. Zeppelin 1996). Danach könnte man die unmittelbare Erfahrung oder das unmittelbare Erleben der »problematischen Situation« mit dem geträumten Traum, das Wahrnehmen, Erkennen und Reflektieren dieser Situation mit dem erinnerten Traum und das Verstehen und Interpretieren schließlich mit dem gedeuteten Traum vergleichen, auch wenn dies lediglich als Analogie zu verstehen ist. Die bereits mehrfach erwähnten Arbeiten von Moser über die Mikrowelten im Traum als simulierte Interaktionsfelder mit der zentralen Funktion der Regulierung von emotionalem Involvement und Sicherheit sowie sein Vergleich der Mikrowelt »Traum« und der psychoanalytischen Mikrowelt lassen diese Analogie dennoch nicht als abwegig erscheinen. Zu erinnern ist auch an das Spannungsfeld von primär- und sekundärprozesshaftem Denken des Analytikers in der analytischen Situation und an seine Fähigkeit zu träumerischem Denken (Moser & v. Zeppelin 1996; Ogden 2001). Auch Michael Parsons (1999) hat vor einiger Zeit von der analytischen Situation als »Quasi-Traum« gesprochen. Diese Analogie rückt gleichzeitig noch einmal die große Bedeutung der selbstanalytischen und selbstreflexiven Fähigkeiten des »träumenden« und reflektierenden Analytikers für ein Verstehen der unbewussten Wirklichkeit des analytischen Paares in das Zentrum des Interesses.

Erste Komponente (der Transformation der »problematischen Situationen« in Einsicht, Verstehen und Interpretation)

Am Beginn des Transformationsprozesses steht das *Zulassen* der »problematischen Situation«. Dies geschieht nicht zuletzt durch die spezifische Struktur der analytischen Situation mit der Betonung des assoziativen Pols und der dadurch evozierten Versuchungs- und Versagens-Situation. Die methodischen und technischen Besonderheiten des analytischen Verfahrens sowie die Klarheit und Sicherheit von Rahmen und Setting schaffen einen gleichsam regressiven Raum zum »Träumen«, wodurch die unbewussten Wünsche und Ängste und die latenten Beziehungsmuster mit ihren Konflikten mobilisiert, repräsentiert und agiert werden, und zwar in unterschiedlichem Maße von beiden Partnern des analytischen Paares. Dies öffnet dann auch den Raum für die Entwicklung von »problematischen Situationen«.

Voraussetzung ist also ein »Sich-Einlassen« auf die analytische Situation und Beziehung, das durch die Sicherung des Rahmens, des »In-der-Schwebe-Haltens« der bipolaren analytischen Position mit ihrem Wechsel von Festhalten und Loslassen und der selbstreflexiven Durchdringung der verschiedenen Funktionen, Motive und Haltungen, gewährleistet wird. Daraus folgt aber auch, dass durch vorzeitiges Strukturieren, Abstandnehmen und Fokalisieren, durch unklare und verwirrende Rahmenbedingungen oder Vermeidung der selbstreflexiven Verarbeitung des »Inneren Analytikers« diese notwendige innere Arbeitsweise und Haltung verfehlt wird und damit auch das Zulassen von »problematischen Situationen« überhaupt verhindert wird. Dies läuft im Grunde auf die paradoxe Beschreibung hinaus, dass der authentische »Geschmack« der analytischen Arbeit entscheidend von Ungewissheit, Rätselhaftigkeit, Spannung und Schwierigkeiten geprägt ist und ein reibungsloser Verlauf als ein dringendes Warnzeichen zu gelten hat.

Zweite Komponente

Als zweiter Schritt sind *die Wahrnehmung und das Erkennen* der »problematischen Situation« zu beschreiben. Dies entspräche dem Erinnern des geträumten Traums nach dem Erwachen. Entscheidend für diese Wahrnehmung ist die Offenheit für die eigene Subjektivität und damit ein gewisses Niveau der selbstreflexiven Funktionen.

Treurniet beschreibt dies in seinen Postulaten zur psychoanalytischen Ethik als die Notwendigkeit einer weitgehenden Offenheit gegenüber der eigenen Subjektivität des Analytikers (Treurniet 1996). Meiner These zufolge ist diese Wahrnehmung Ausdruck einer bifokalen[25] Betrachtungsweise, die für den Transformationsprozess entscheidend ist: Einer bifokalen Gleitsichtbrille vergleichbar, oszilliert der Analytiker zwischen Fernsicht und Nahsicht, was in der analytischen Situation verschiedene Dimensionen oder Perspektiven haben kann. Die *Fernsicht* entspräche der Wahrnehmung und Beobachtung der Assoziationen und Erzählungen des Patienten als Objektdimension, die Nahsicht der Beobachtung des eigenen Erlebens, einschließlich der eigenen Einfälle, Emotionen und inneren Bilder als Selbstdimension, eine Funktionsweise, die man auch als *assoziative Selbstbeobachtung* bezeichnen könnte. Eine andere Dimension der Bifokalität besteht in der Fernsicht der biographischen Vergangenheit und der Nahsicht der aktuellen Gegenwart und der analytischen Beziehung (aus der Sicht des Patienten, manchmal auch aus der Sicht des Analytikers). Eine andere wesentliche Dimension ist wiederum die von J. Scharff (2002) herausgearbeitete Betrachtung der Innenperspektive (dies entspräche der Nahsicht mit der Frage, was der Patient und der Analytiker aus sich selbst im Sinne ihrer inneren Realität heraus erschaffen) und der Außenperspektive (dies entspräche der Fernsicht mit der Frage, was der Patient und der Analytiker gleichsam »draußen« im Sinne der äußeren Realität vorfinden).

Eine bifokale Betrachtung bedeutet nun nicht nur, dass zwischen den verschiedenen Perspektiven der Nah- und Fernsicht hin- und hergependelt wird, sondern auch, dass die Phänomene der Nahsicht aus der Fernsicht und umgekehrt betrachtet werden

[25] Die Bezeichnung der Bifokalität verdanke ich der Arbeit mit einem Patienten, der von seinen Schwierigkeiten mit einer neuen Gleitsichtbrille sprach, eine Bemerkung, die sich auch auf die analytische Arbeit beziehen ließ (Zwiebel 2004b). Zu erwähnen ist auch Thomäs Beschreibung der bifokalen Übertragung (Thomä 1999).

können und dabei ein neues, gleichsam »drittes Bild« entstehen kann, das vor allem verständlich macht, wie die beiden Foci miteinander verbunden sind und sich gegenseitig bedingen und hervorbringen bzw. auch teilweise ausschließen und negieren. Der multiple Perspektivenwechsel ist das entscheidende Merkmal dieser oszillierenden Bewegung, was wahrscheinlich auch mit der von Morgenthaler beschriebenen emotionalen Bewegung des analytischen Prozesses korreliert (Morgenthaler 1986). Man könnte postulieren, dass diese bifokale, innere Arbeitsweise mit ihrem Perspektivenwechsel für das emotionale Verstehen konstitutiv ist und im günstigen Fall ständig im Analytiker aktiv ist, jedoch in der Zuspitzung der »problematischen Situationen« dringlicher wird, selbst wenn sie nicht der bewussten Selbstwahrnehmung zugänglich wird.

Die Wahrnehmung der »problematischen Situation« setzt also diese bifokale Sichtweise ebenso voraus wie das Erinnern eines Traumes, das nach dem Erwachen wenigstens für eine Weile die Fokussierung auf die innere Traumwelt festhalten muss, bevor das Wachbewusstsein mit den vielen Außenwahrnehmungen der Realität dominierend wird. Ebenso wie der Traum als Traumerfahrung identifiziert wird und für die Deutung eine bestimmte Besetzung erfährt (»Ich habe heute Nacht aber einen merkwürdigen Traum gehabt«), so muss auch die »problematische Situation« als solche identifiziert und besetzt werden (»Warum kann ich den Gedanken dieses Patienten immer wieder so schlecht folgen und entwickele selbst merkwürdige, mich irritierende Phantasien?«), damit sie in weiteren Schritten verstanden und interpretiert werden kann. Wesentlich für diese Identifizierung der »problematischen Situation« ist die Bifokalität der Subjekt- und Objektdimension, also die Offenheit für die Subjektivität des Anderen und die der eigenen Person.

Es bleibt allerdings die Frage, welche Situationen aus dem Strom der Ereignisse in der analytischen Sitzung so mit Bedeutung besetzt werden, dass sie als abgrenzbare »problematische Situationen« herausragen und damit auch identifiziert werden können. Dies gilt ja ebenso für die Traumerfahrung, von der wir heute wissen, dass wir nur einen Bruchteil der geträumten Träume nach dem Aufwachen erinnern. Vermutlich spielen hier die Befremdlichkeit, die Überraschung und vor allem die affektive Dringlichkeit, die sich in der analytischen Situation entwickelt, eine wesentliche Rolle. Wie bei der Aktivierung des »Inneren Analytikers« könnte man hier vor allem das Lust-/Unlustprinzip in Form von vor allem negativen Emotionen für die Abgrenzung der »problematischen Situation« verantwortlich machen. Im assoziativen Strom der Sitzung, in der sich szenische und narrative Situationen mit unterschiedlicher affektiver Tönung ablösen, stellen vor allem Momente des Unbehagens kleine Anker dar, an die sich die Erinnerung des Analytikers heften kann, was in der Dynamik von Loslassen und Festhalten zu einer ersten Konstruktion eines »Problems« führen kann. Wie schon mehrfach betont, spielt dabei wohl das Nicht-Verstehen eine besondere Rolle; dieses ist zu Beginn der Sitzung gleichsam »normal« und kann vom Analytiker gut toleriert werden, solange er die Hoffnung auf ein besseres Verstehen aufrechterhalten kann; stellt sich dieses nicht ein, was ja relativ häufig geschieht, dann wächst der emotionale Druck sowohl vom Patient als auch der innere Druck der eigenen Erwartung, die Stunde verstehend zu bewältigen.

Dritte Komponente

Ähnlich wie nach dem Aufwachen und dem Erinnern eines unverständlichen oder erregenden Traums der Deutungswunsch des Träumers geweckt wird (Bartels 1979), bemerkt also der Analytiker nicht nur die Entstehung der »problematischen Situation«, sondern entwickelt einen Wunsch, diese meist befremdliche, irritierende, wenn nicht sogar unlustvolle Situation besser verstehen und verwandeln zu können. Auch hier dem Traum vergleichbar, denkt der Analytiker nun aber nicht in einem überwiegend rationalen Sinn über die Störung nach, sondern aktiviert intuitiv das zuvor eher stumm ablaufende bifokale Denken, das nun verschiedene Dimensionen der Nah- und Fernsicht abtastet: Mit einem gleichsam »zweiten Blick« (Baranger et al. 1983) betrachtet der Analytiker verstärkt das bisherige Material der Stunde, und zwar die Einfälle und Erzählungen seines Patienten und die bisherigen eigenen Einfälle, Erinnerungen und Gedanken einschließlich der affektiven Interaktion. Wiederum dem Prozess der Traumdeutung vergleichbar, tritt die »problematische Situation« als Fokus in den Vordergrund und bezieht stärker den Hintergrund der Wahrnehmungen und Erlebnisse der bisherigen Sitzung mit ein, die gleichsam den Stellenwert des »Tagesrestes« bekommen. Es kommt zu einer inneren, oszillierenden Bewegung zwischen dem unmittelbaren Geschehen (dem fortlaufenden Strom des assoziativen und narrativen Flusses), dem Festhalten und der Erinnerung an die »problematische Situation« (der Nahsicht der »problematischen Situation«) und dem »zweiten Blick« auf das bisherige Geschehen (der Fernsicht der Stunde und der Behandlung insgesamt einschließlich der Lebensgeschichte des Patienten). Hier kommen dann auch die anderen, schon erwähnten Dimensionen der Bifokalität zur Wirkung: die Betrachtung der Gegenwart aus der Sicht der Vergangenheit, die Betrachtung der äußeren, realen Beziehungen aus der Sicht der Übertragung, die Betrachtung der Innenwelt aus der Sicht der äußeren Geschehnisse und umgekehrt.

Aus einer anderen Perspektive könnte man dies auch als den Blick des Anderen (die Äußerungen des Patienten) und den eigenen Blick (die eigenen Einfälle, Erinnerungen, Überlegungen und Phantasien) auf das Erleben der analytischen Situation des analytischen Paares in ihrer Bifokalität betrachten. König beschreibt in der schon erwähnten Arbeit aus der Perspektive Bions, wie die beiden Foci der emotionalen Erfahrung und der im Hintergrund wirksamen Theorie ein erstes, wenn auch flüchtiges Modell als eine erste Abstraktion der emotionalen Erfahrung bilden, dem eine ordnende Funktion zukommt und das die Theorie konkretisiert und die Erfahrung abstrahiert. An dieser Stelle wird auch die hier beschriebene Bifokalität implizit erwähnt: »Theorien sind bewusste Konstruktionen, Modelle dagegen erfordern die Fähigkeit, zwei Sichtweisen desselben Objektes – unbewusst und bewusst – zu korrelieren, analog dem *beidäugigen* Sehen« (König 1995, S. 365). Im Grunde entstehen auf diese Weise neue kognitiv-emotionale Verbindungen, die je nach ihrer Schlüssigkeit von einem Gefühl von Verstehen begleitet sind, etwa wiederum vergleichbar mit dem Traumverständnis, wenn es nämlich gelungen ist, zwischen dem Trauminhalt und den »Tagesresten« und weiteren Einfällen und Erinnerungen neue Verbindungen herzustellen.

Vierte Komponente

Falls eine neue Verbindung und damit eine neue Einsicht entstanden ist, wird der Analytiker den Versuch unternehmen, diese bislang nicht erkannte und unausgesprochene Erfahrung zu verbalisieren, also seinem Analysanden zu deuten. Mit dieser Deutung kann sich ein intersubjektiver Raum eröffnen, in dem der Analysand den Blick des Anderen (des Analytikers) mit seinem eigenen Blick auf die gegebene Situation bzw. auf die aktuelle »problematische Situation« (die der Patient ja gar nicht so erleben muss) konfrontiert sieht. Dies wäre dem erzählten Traum vergleichbar, in dem der Analytiker dem Analysanden seinen eigenen »Traum« über die analytische Situation erzählt.

Die Konfrontation für den Patienten besteht darin, dass mit der Deutung, die durch das bifokale Denken des Analytikers entstanden ist, gleichzeitig das bifokale Denken des Analysanden stimuliert wird; denn dieser muss nun seine eigene, vor allem bewusste Sicht- und Erlebensweise und die Sichtweise des Analytikers, die sich vor allem auf die unbewusste Dimension bezieht, in Frage stellen. Hier begegnet also der Analysand dem Analytiker als Anderem, auch im Sinne der von Berenstein beschriebenen präsenten Fremdheit, als deren Kern sich die besondere und eigene Denkweise des Analytikers zu erkennen gibt. In der Perspektive der »Theorie des Anderen« löst dies einen grundlegenden Widerstand im Analysanden aus, der sich gegen das »Einschreiben« in eine signifikante Verbindung mit dem Anderen manifestiert (Berenstein 2001).

Aus einer anderen Perspektive wird dabei ein Mentalisierungsniveau vorausgesetzt, das nicht bei allen Patienten gegeben ist. Borderline-Patienten haben eine »Theory of Mind« auf dem Niveau der Situationstheorie, in der ein einziges Modell eines Ausschnitts der realen Welt als äquivalentes Abbild vorhanden ist und eine repräsentationale Theorie, nach der multiple Modelle über Situationen und andere Personen sowie deren Innenwelten möglich sind, nicht ausreichend entwickelt wurde (siehe auch Moser & v. Zeppelin 2004a). In diesen Situationen wird die Deutung nicht gehört, zurückgewiesen oder löst andere Abwehrbewegungen aus, etwa weil das Erleben der Getrenntheit unerträglich ist oder weil das Denken des Anderen Neid und Ängste vor Identitätsverlust auslöst. Es ist bekannt und stellt eine besondere Herausforderung für den Analytiker dar, dass insbesondere Patienten mit sogenannten »frühen Störungen« die Deutungen des Analytikers als Angriff, Entwertung oder Verführung verstehen und nur begrenzt von ihnen profitieren können. Das Dilemma besteht hier oft darin, dass Deutungen entweder unverstanden und wirkungslos verpuffen oder aber affektive Stürme auslösen, ohne dass dies der Analytiker mit einer befriedigenden Sicherheit antizipieren kann.

Es ist hier nicht der Raum, die immer wieder schwierigen Fragen der Deutungstechnik – allein diese Bezeichnung erfasst nach meinem Eindruck die innere Situation des Analytikers in einer gegebenen, konkreten analytischen Situation nur unzureichend – detaillierter zu besprechen. Es ist sehr viel über Fragen des richtigen Zeitpunkts, des Taktes und der Einfühlung, der Präzision oder aber auch der Andeutung, des Spielerischen, des Anteils an unbewusster Kommunikation etc. geschrieben worden. Insbesondere für zugespitzte »problematische Situationen«, in denen eine symptomatische Entwicklung auf Seiten des Analytikers in den Vordergrund tritt (die manchmal auch von einer symptomatischen Reaktion auf Seiten des Patienten begleitet ist), bleibt der entscheidende Schritt die Fähigkeit, das Verstandene nicht nur zu denken, sondern auch in einer Form zu verbalisieren, die den Analysanden zu erreichen vermag. Ich werde später noch auf Momente zu sprechen kommen, in denen bewusste oder unbewusste Ängste sich so massiv auswirken, dass sie diese Verbalisierung einschränken oder sogar vernichten können.

Fünfte Komponente

Die Deutung löst immer eine Reaktion beim Analysanden aus, die von besonderem Interesse ist; selbst ein Übergehen oder Überhören der Deutung ist als negative Reaktion oft besonders signifikant. Nach meinen eigenen Erfahrungen ist das Auftauchen von neuen Assoziationen, Erinnerungen, Träumen und Gefühlen ein ziemlich sicheres Zeichen dafür, dass eine Transformation der »problematischen Situation« gelingen kann. Dies zeigt, dass die assoziative Selbstbeobachtung des Patienten durch die Deutung mobilisiert oder gestärkt wird, sicherlich auch als Ausdruck der Identifizierung mit dem Analytiker, dessen Einsicht ja auch vor allem durch die eigene assoziative Selbstbeobachtung entstanden ist. Solche nachfolgenden Einfälle des Patienten konfrontieren nun seinerseits den Analytiker mit dem Blick des Anderen, der den eigenen Blick ergänzt, korrigiert, bestätigt oder auch negiert: In jedem Fall aber ist die Reaktion ein Stimulus für das aktivierte bifokale Denken, immer vorausgesetzt, dass der Patient die Deutungen nicht aufgrund eines strukturellen Defizits oder eines massiven Konflikts blockieren muss.

Diese Auffassung reflektiert übrigens das von Treurniet vorgetragene Postulat, wenn er von einer nicht-symmetrischen Gleichwertigkeit von Analytiker und Analysand beim Hervorbringen der Bedeutungen spricht. Sie entspricht auch dem konstruktivistischen Paradigma, dass die Bedeutungen von Analytiker und Analysand kreiert werden (Hoffman 1998). Im günstigsten Fall entstehen dann Momente des gegenseitigen Verstehens, die ich in einer anderen Arbeit als »lebendigen analytischen Kontakt« beschrieben habe (Zwiebel 2004b). Es scheint, dass die Grundlage dieses Kontakts die aktivierte, multiple Bifokalität auf Seiten des Analysanden und Analytikers ist. Hier finden sich sicherlich Korrelate zu »Momenten der Begegnung« und den »Gegenwartsmomenten«, die aus einem entwicklungspsychologischen Kontext heraus von Stern et al. (1998) beschrieben wurden; diese beziehen sich allerdings mehr auf die nonverbalen und impliziten Aspekte der therapeutischen Beziehung. Wahrscheinlich spielt es jedoch vor allem auch eine Rolle, wenn eine »Etwas-mehr-als-Deutung« als Ausdruck des »persönlichen Pols« des Analytikers vom Analysanden gespürt wird, ohne dass jener den Rahmen und seine analytische Position damit aufzugeben hat.

Die Transformation der »problematischen Situation« in Verstehen und Deutung

So gesehen kann man die analytische Situation und die analytische Beziehung als eine Sukzession von Situationen betrachten, in denen es früher oder später zur Entwicklung von »problematischen Situationen« kommt, die durch die Beteiligung der unbewussten inneren Welt des Analytikers mitbedingt sind und die von ihm durch die geschilderte psychische Arbeit der fünf Komponenten – der Traum- und Deutungsarbeit vergleichbar – in Verstehen und Deutung transformiert werden. Die Deutung kann man sich entsprechend der Regulierungstheorie als einen »interrupt« vorstellen, der eine gegebene Situation unterbricht, aber damit eine neue Situation beginnen lässt, die sich je nach Aufnahme durch den Analysanden früher oder später erneut zu einer »problematischen Situation« entwickeln wird. Effektiv scheinen mir insbesondere solche Interpretationen, die diesen Zyklus von Situationen und

»interrupt« fördern; in einer anderen Formulierung könnte man auch sagen, dass Interpretationen dann wirksam sind, wenn sie das »Träumen« von Analytiker und Analysand weiterhin fördern, ohne dass aber einmal gewonnene Einsichten fallen gelassen werden; wie schon früher formuliert, geht es um die Balance von träumerischem Denken *und* Reflektieren. Für die Arbeitsweise des Analytikers ergibt sich das In-der-Schwebe-Halten von Zuhören, Assoziieren auf der einen Seite und Erinnern, Fokussieren und Reflektieren auf der anderen Seite: dass er also beispielsweise sich selbst an seine Deutungen erinnert, diese also gleichsam festhält und sie mit der Reaktion des Patienten bifokal im Auge behält, während er dem weiteren Fluss des analytischen Geschehens folgt. Dies ist ein Beispiel für das Spannungsfeld von Assoziieren und Fokalisieren: der Analytiker, der mit der Interpretation aus seinem träumenden Zustand aufgetaucht ist und eine bestimmte Situation fokussiert und festhält, dann aber wieder eine assoziative Situation zulässt und damit die fokussierte Situation loslässt, bis es zu einer erneuten Verdichtung kommt.

Als klinische Illustration möchte ich einen Patienten schildern, der mehrere Jahre wegen psychosomatischer Beschwerden, diffuser Ängste und vor allem einer schwierigen Ehesituation zu einer einstündigen Psychotherapie im Sitzen kam – mehr Stunden in der Woche und ein Liegen auf der Couch kamen für ihn überhaupt nicht in Frage.

Die Stunden in den ersten beiden Jahren waren dadurch gekennzeichnet, dass der Patient die abwartende Haltung des Analytikers zu Beginn der Sitzungen nur schwer ertragen konnte und oft bald nach wenigen Minuten eine quälende, angespannte Situation entstand, die beim Analytiker in einem Lähmungsgefühl und einer unangenehmen Körperveränderung zum Ausdruck kam; vor allem fühlte er sich entleert von Phantasien und eigenen kreativen Gedanken. Man könnte sagen: Hier war die »problematische Situation« bereits nach wenigen Minuten eingetreten. Zwar gingen ihm manchmal Konzepte wie die projektive Identifizierung durch den Kopf, er musste aber erkennen, dass dies für die unmittelbare Beziehungssituation kaum hilfreich war. Der Patient sprach repetitiv von seinen Beziehungsschwierigkeiten, erwartete konkrete Antworten, obwohl er deutlich machte, dass er eine Änderung seiner Lebenssituation nicht wirklich in Betracht zog.

Eine gewisse Verbesserung trat ein, als der Analytiker die unmittelbare Reaktion des Patienten auf die therapeutische Situation besser verstand: Aufgrund seiner Vorgeschichte, die mit traumatischen Trennungen durchsetzt war, erlebte der Patient die abwartende Haltung als Desinteresse, als fehlende Einfühlung und vor allem als schmerzliche, ja katastrophale Getrenntheit. Mit der Milderung dieser problematischen Initialsituation begann der Patient auch über Träume zu sprechen, und eines Tages sprach er über die Probleme mit seiner neuen Brille, einer bifokalen Gleitsichtbrille, mit der er überhaupt nicht klarkäme; nachdem er einige Wochen versucht habe, sie zu tragen, habe er sie jetzt dem Optiker zurückgegeben, und er bleibe halt bei seiner alten Brille.

In dieser Sitzung war es zum ersten Mal möglich, eine Beziehung zwischen diesem Einfall mit der Brille und der therapeutischen Situation herzustellen. Der Patient konnte selbst formulieren, wie schwer es ihm oft falle, seinen eigenen Standpunkt – nämlich, dass er die Zurückhaltung des Therapeuten problematisch fände und im Grunde nicht verstehe – mit dem des Therapeuten zu vergleichen und beiden eine gewisse Berechtigung zuzuschreiben. Ihm sei nämlich mittlerweile klar geworden, dass der Analytiker durchaus interessiert an ihm sei und dass seine Zurückhaltung wahrscheinlich sogar für die Therapie notwendig sei; diese beiden Gesichtspunkte jedoch gleichzeitig im Auge zu behalten, bleibe unglaublich schwierig für ihn.

Hier wird von dem therapeutischen Paar das Thema der Bifokalität praktisch neu entdeckt: Mit dieser Deutung der schmerzhaften Bifokalität – den eigenen Blick und den Blick des Anderen in ihrer Unterschiedlichkeit, die auch die Getrenntheit manifestiert, lebendig zu halten und zu tolerieren –, die vom Patienten und vom Analytiker gemeinsam erarbeitet werden konnte, wurde eine jedenfalls partielle Transformation der »problematischen Situationen« zu Beginn jeder Sitzung ermöglicht.

Zulassen und Wahrnehmung der »problematischen Situation« sind die beiden ersten von mir beschriebenen Komponenten; die Verbindung zur traumatischen Lebensgeschichte des Patienten ist die nächste Komponente, die mit Hilfe des bifokalen Denkens des Analytikers möglich wurde (die Verbindung zwischen der Nahsicht auf die Übertragung und der Fernsicht auf die Vergangenheit, die von Trennungen durchsetzt war). Die immer wieder gegebenen Deutungen in dieser Richtung ermöglichten offenbar dem Patienten einen größeren inneren Spielraum und die Entdeckung, mit welchen Bereichen seine Schwierigkeiten in der therapeutischen Situation zusammenhingen. Eine Verbindung zwischen seinen Einfällen zur Brille und der schwierigen therapeutischen Situation herzustellen, dies war eine Transformation von sukzessiven »problematischen Situationen«, die man durchaus als Durchbruch in dieser komplizierten therapeutischen Beziehung ansehen konnte; in dieser Stunde fand vielleicht das erste Mal so etwas wie ein »lebendiger analytischer Kontakt« statt, der durch das bifokale Denken beider Partner der analytischen Beziehung entstanden war.

Als ein anderes eindrucksvolles Beispiel komme ich noch einmal auf die Patientin von Ogden zu sprechen, bei dem ein massives Gefühl der Unlebendigkeit entstand; er konnte den Erzählungen der Patientin keinen lebendigen Sinn abringen, so dass er schließlich seinen Puls zu zählen begann und sogar den Impuls verspürte, sich »bei der Patientin krank zu melden«. Nach einer längeren Ausführung über sein Konzept des analytischen Dritten fährt Ogden dann fort und beschreibt einen Aspekt der Transformation dieser »problematischen Situation«: »Es wurde mir allmählich möglich, eine Verbindung herzustellen zwischen dem Erleben des Haltens meines Handgelenks (beim Pulsmessen) und etwas, von dem ich jetzt vermute, dass es ein Bedürfnis war, bei dem Versuch, mir selbst zu versichern, dass ich lebendig und gesund war, tatsächlich konkrete menschliche Wärme zu spüren. Dadurch dass ich mir dies vergegenwärtigte, änderte sich mein Verständnis einer ganzen Anzahl von Aspekten meines Erlebens mit Frau N. wesentlich. Die ganze Beharrlichkeit, mit der mir die Patientin mehr als eineinhalb Jahre lang scheinbar nichtssagende Geschichten erzählte, rührte mich. Und es kam mir in den Sinn, dass mir diese Geschichten in der unbewussten Hoffnung angeboten worden waren, dass ich vielleicht in der Lage sei, den Geschichten einen Sinn und Zweck zu unterlegen, und dabei eine Perspektive ... für das Leben der Patientin schaffen könne. Bis dahin war mir meine eigene Phantasie, mich krank zu stellen, um der stagnierenden Leblosigkeit der Sitzungen zu entkommen, zwar bewusst gewesen, nur hatte ich nicht verstanden, dass diese ›Entschuldigung‹ die unbewusste Phantasie widerspiegelte, ich würde dadurch, dass ich weiterhin der Leblosigkeit der Analyse ausgesetzt wäre, krank gemacht werden. Durch diese und ähnliche Gedanken- und Gefühlsmuster (in Verbindung mit meinem eigenen Erleben im analytischen Dritten) begann ich ein Gefühl für die Bedeutung der unbestimmten Angst der Patientin zu entwickeln und für ihr Empfinden, dass sie in etwas Schrecklichem gefangen war, dass sie nicht identifizieren konnte« (Ogden 2001, S. 23 f.).

Ogden schildert dann seine Interpretation, mit der er den Versuch machte, der Patientin sein Verständnis der geschilderten »problematischen Situation«, das sich mit Hilfe verschiedener bifokaler Verbindungen entwickelt hatte, mitzuteilen. Die Patientin antwortete auf diese seine Deutung mit weiteren Einfällen zur häuslichen Situation, aber auch zur Übertragung, so dass sich erstmals ein vertieftes Verständnis der schwierigen Arbeit mit dieser Patientin ergab.

Die Komponenten der Transformation sind in diesem Fallbericht zwar nicht in allen Einzelheiten wiedergegeben, spiegeln sich jedoch eindrucksvoll in dem konkreten Ablauf des Stundenablaufs. Entscheidend ist die Verbindung zwischen der Subjektivität der Analysandin und der Subjektivität des Analytikers, die mit Hilfe der Transformation einer vertieften »problematischen Situation« in Verstehen und Interpretation eine sukzessive Änderung der analytischen Situation und Beziehung bewirkte.

Die symptomatischen Reaktionen bei massiveren »problematischen Situationen« sind nicht selten auf den partiellen Zusammenbruch des bifokalen Denkens des Analytikers zurückzuführen: Nicht selten steht dann die Nahsicht ganz im Vordergrund – die eigene symptomatische Reaktion in Form von Ängsten, dem Gefühl der Unfähigkeit, der Befürchtung des Verlusts der analytischen Identität –, und die Fernsicht (also die Probleme und Beiträge des Patienten) geht verloren. Notwendig ist dann eine Distanzierung, eine Identifizierung der »problematischen Situation«, die das bifokale Denken in der Regel re-etabliert.

Allerdings ist mir auch schmerzlich bewusst, dass diese Beschreibungen nur grobe Annäherungen an die oft verwickelten, inneren Prozesse auf Seiten des Analytikers und das Geschehen in der analytischen Situation darstellen. Mir ist auch bewusst, dass sich einzelne Analytiker teilweise erheblich in ihrer Arbeitsweise unterscheiden, was sich vor allem in der Gewichtung der zentralen Bipolarität von »persönlichem Pol« und »technischem Pol« ausdrückt. Eine detailliertere Diskussion müsste auch die vielen Abweichungen, Störungen und Hindernisse des Transformationsprozesses, wie er hier nur knapp skizziert ist, beschreiben.

An dieser Stelle erscheinen folgende Hinweise als bedenkenswert: Ähnliches wie beim Traumverständnis, wo das alleinige Nachdenken über den Traum und die Kenntnisse der Traumtheorie nur von begrenztem Wert sind, gilt auch für die Umwandlung der »problematischen Situationen«; entscheidend ist weniger das Nachdenken des Analytikers oder das Heranziehen von Theorie, sondern die Verstärkung der Assoziationen, des »träumerischen Denkens«, aber auch die Aktivierung des »zweiten Blicks«, also die Reflexion der eigenen Beobachtungen des Patienten und der Selbstbeobachtung und die Berücksichtigung von beobachtungsnahen Modellen (einschließlich der Beachtung von Settingsveränderungen). Forciertes Nachdenken und theoretische Reflexion können dann als Ausdruck eines Widerstands verstanden werden, der sich offenbar vor allem gegen das Irritierende und Unlustvolle der »problematischen Situation«, d.h. gegen das Unverstandene, Mehrdeutige, Symptomatische, Widersprüchliche, wendet. Zum anderen ist immer die Gefahr des Rückfalls in dichotomes Denken zu beachten: dass der Analytiker unter dem Einfluss der Zensur als Ausdruck des professionellen Ich-Ideals und Über-Ichs in ein Entweder-oder-Denken hineingerät, in dem er die Störung der

»problematischen Situation« entweder dem Patienten oder sich selbst anlastet, sie aber nicht mit Hilfe des Sowohl-als-auch-Denkens in einem dialektischen Sinne verstehen kann und damit die Transformation mit dem Verstehen dieser gegenseitigen Bedingtheit möglich wird. Mit anderen Worten: Eine zu stark betonte Rationalität und Zensur sind ähnlich dem Traumverständnis die stärksten Hindernisse gegenüber einem vertieften, emotionalen Verstehen der »problematischen Situation«.

Die Bifokalität im Spiegel der Literatur

Die Bedeutung, die nach meiner Auffassung der Bifokalität für die innere Arbeitsweise des Analytikers zukommt, möchte ich schließlich in einer kurzen Diskussion einiger wichtiger Arbeiten der letzten Jahre unterstreichen.

In seiner Arbeit über innere und äußere Faktoren als zwei Faktoren klinischen Verstehens beschreibt (Scharff 2002) die Subjekt- und Objektdimension, aus der der Patient als Agierender (das, was der Patient aus seiner inneren Realität heraus erschafft) und als Reagierender (das, was der Patient in der äußeren Realität vorgefunden hat) verstanden werden kann. Bei Traumatisierten, Grenzfällen und neurotischen Patienten erörtert Scharff die Bedeutung, die dem Beachten der inneren und äußeren Faktoren und ihrer Verschränkung und Bedingtheit beim Patienten zukommt, und betont vor allem die Notwendigkeit der Beachtung der Wahrnehmungsrealität (des Traumas), der psychologischen Realität (der gestörten Eltern bei Grenzfällen) und des Rätsels der Botschaften (der Eltern bei neurotischer Problematik). Scharff macht damit auf eine Tendenz aufmerksam, »den Anderen« in seiner Bedeutung für den Patienten zu vernachlässigen und die Problematik fast ausschließlich aus der Innenperspektive des Patienten zu sehen. Der klinische Fokus wird dadurch erheblich erweitert, dass das Verstehen des Analytikers sich bifokal sowohl darauf richtet, was der Patient aus inneren Gründen damals, jetzt in der

Aktualität und unmittelbar in der Übertragung gemacht hat und macht, als auch darauf, was er damals, jetzt und in der therapeutischen Situation vorfand und vorfindet. Das bifokale Denken besteht in dem Verstehen der wechselseitigen Bedingtheit und Entstehung zwischen diesen inneren und äußeren Faktoren.

Trotz dieser fruchtbaren Erweiterung bleibt Scharffs Ansatz allerdings dem klassischen Paradigma verhaftet, da in seinen Überlegungen der »Analytiker als Anderer« im Hintergrund bleibt: Die Wahrnehmungsrealität des Patienten (d.h. die Anerkennung einer möglichen Re-Traumatisierung durch die analytische Situation), die psychologische Realität (d.h. beispielsweise die Rolle destruktiven Verhaltens dem Patienten gegenüber oder einer passageren Einschränkung des Mentalisierungsniveaus auf Seiten des Analytikers) und die Bedeutung der rätselhaften Botschaften des Analytikers (d.h. seine unbewussten Phantasien über die analytische Situation und Begegnung, z.B. als Verführung, Verurteilung, Besserung oder Erlösung) werden nicht diskutiert, obwohl der Autor die enge Verzahnung von Innen und Außen überzeugend darstellt.

Mein hier vorgeschlagenes Modell der Bifokalität impliziert die zentrale Bedeutung der Beachtung der Innen- und Außenperspektive, aber diese sowohl in der Objekt- als auch in der Subjektdimension, wodurch der Analytiker als Anderer aus dem Hintergrund deutlicher in Erscheinung tritt. Wir sehen den überaus komplexen Verstehens- und Handlungsprozess, der in einer multiplen Bifokalität ruht: Der Analytiker »schaut« auf den Patienten, und er schaut auf sich selbst. Wenn er auf seinen Patienten schaut, dann fragt er sich, was der Patient aus inneren Gründen mit der Situation macht (als Folge der Vergangenheit, Gegenwart und Übertragung) und was der Patient in der Situation vorfand und vorfindet (bezogen auf die Übertragung rückt dadurch der Analytiker in seiner Realität stärker in den Vordergrund). Wenn er auf sich selbst »schaut«, dann fragt er sich, was er selbst aus inneren Gründen aus der Situation mit dem Patienten macht (also seine eigene, innere konfliktive und strukturelle Problematik) und was er, vermittelt durch den Patienten, in der Situation vorfindet (also vor allem die Narrationen und Assoziationen des Patienten und die »Behandlung« durch den Patienten). Dies entspricht einer etwas präziseren Beschreibung des oszillierenden Spannungsfeldes zwischen dem »persönlichen Pol« und dem »technischen Pol«, die die gleichsam doppelte Bifokalität der Objektdimension (was schafft der Patient, und was findet er vor?) und der Subjektdimension (was schaffe ich als Analytiker, und was finde ich vor?) in einer permanenten dialektischen Transformation von Innen und Außen zu erfassen versucht. Dies unterstreicht noch einmal die Auffassung, dass in Momenten der Störung für den Analytiker die entscheidende Frage ist: Was ist der Beitrag des Patienten, was ist mein Beitrag zu dieser Situation, und wie hängen beide miteinander zusammen und bedingen einander? Die Konsequenzen dieser Auffassung sind beträchtlich, wenn auch bislang unvollständig beschrieben; die große Bedeutung der Selbstanalyse im Sinne des »Inneren Analytikers« und die veränderte Qualität der Deutungen aus einer solchen Position heraus sind bereits angedeutet worden (Zwiebel 2003).

In ihrer Arbeit über die intersubjektive Sicht der »thirdness« beschreibt J. Benjamin (2004) auch die zentrale Aufgabe des Analytikers, die Komplementarität von Zweiheit, wie sie vor allem in der polarisierenden Beziehung zwischen Täter und Opfer und in analytischen Sackgassen (siehe auch Bauriedl 1994) vorkommt, in den Möglichkeitsraum der Dreiheit zu transformieren. Ich kann hier nicht auf alle Einzelheiten ihrer umfangreichen Arbeit eingehen: Sie beschreibt etwa zwei Formen der Dreiheit, die sie als »the third in the one« und » the one in the third« bezeichnet. Damit versucht sie das Spannungsfeld von Eigenem, Anderem und Geteiltem zu erfassen: Das Erste betont das Eigene in dem Geteilten (z.B. wenn die Mutter bei aller Verschmelzung mit dem Säugling weiß, dass seine Schmerzen und Ängste wieder vergehen), das Letztere das Gemeinsame im Getrennten (z.B. wenn sich trotz der Bewusstheit der Getrenntheit eine Rhythmik zwischen Mutter und Kind ergibt). Diese beschriebene Dreiheit entwickelt sich von Geburt an und durchläuft verschiedene Phasen der notwendigen gegenseitigen Anerkennung von Gemeinsamem und Getrenntem und ist immer auch in Gefahr, in eine symmetrische Form der Komplementarität oder gar malignen Komplementarität zu entgleisen.

Diese Dynamik von Zweiheit und Dreiheit ist in der Überlegung zur Transformation von »problematischen Situationen« entscheidend. Durch die hier diskutierte multiple Bifokalität (Subjekt – Objekt, innen – außen, früher – jetzt, etc.) entsteht ein intermediärer, intersubjektiver Raum, der diese Form der Dreiheit als Wechselspiel und gegenseitige Bedingtheit von Eigenem, Anderem und Geteiltem zwischen Patient und Analytiker erschaffen kann. Bemerkenswert erscheint mir Benjamins Hinweis, dass sich der Analytiker diesem Prozess hingeben muss (»surrender«), was aber nur möglich ist, wenn es wiederum etwas Drittes wie den Rahmen gibt, auf den man sich beziehen kann.

Hier kann ich noch einmal kurz auf die vorletzte klinische Illustration zurückkommen: Bei dem Patienten mit der Gleitsichtbrille bestand lange Zeit die Gefahr einer malignen Komplementarität im Sinne einer Täter-Opfer-Beziehung. Entweder entstand der Gedanke, der Patient sei so gestört, dass er die Therapie für sich nicht nutzen könne, oder aber der Analytiker überlegte, ob der Rahmen und die Art seiner Handhabung der therapeutischen Situation den Patienten re-traumatisiere; in vergleichbarer Weise erlebte der Patient entweder den Analytiker als völlig verschlossen und destruktiv oder aber sich selbst als völlig unfähig zur Therapie. Mit der Entdeckung der Bedeutung der Schwierigkeiten mit der bifokalen Brille entstand das erste Mal so etwas wie ein intersubjektiver Raum von »Dreiheit«, in dem der Patient und der Analytiker wie in einem gemeinsamen Tanz sowohl den Beitrag des Einen als auch den des Anderen zu verstehen begannen.

Die bereits mehrfach erwähnte Arbeit von Moser (2001) kommt den Überlegungen, welche Voraussetzungen auf Seiten des Analytikers gegeben sein müssen, damit er seine von Widersprüchen und Gegensätzen geprägte Arbeit leisten kann, vielleicht bislang am nächsten, auch wenn er den Beitrag des Analytikers zur Regulierung der Beziehung nur begrenzt diskutiert und die Schwierigkeiten des Analytikers teilweise nur andeutet. Die Fähigkeit zur Unterscheidung zwischen der direkten Beziehung und der psychoanalytischen Mikrowelt und die Bedeutung der Regulierung des emotionalen Involvements sind einige Hinweise, die zentrale Bedeutung haben. Die Wichtigkeit der Affektintensität, des Mentalisierungsniveaus (die Unterscheidung von Situationstheorie und Repräsentationstheorie) und die strukturellen Besonderheiten bei »frühen Störungen« dürften auch Bedeutung für die innere Arbeitsweise des Analytikers haben: Aufgrund der hohen Belastungen der alltäglichen Praxis, der Konfrontation mit sehr kranken Patienten und der eigenen Störungsanteile (man kann, wie dies Thomä [1991] angedeutet hat, davon ausgehen, dass sich Analytiker und Analysanden nicht wesentlich in ihrer Struktur und Problematik unterscheiden) ist das bifokale Denken als Ausdruck einer funktionierenden repräsentationalen Theorie ständig durch regressive Prozesse bedroht: Das Überschwemmtwerden mit den Affekten des Patienten oder auch das Isoliertsein und die Einsamkeit des Analytikers durch ein unterdurchschnittliches Bezogensein des Patienten kann ja nach spezifischer Problematik des Analytikers (z.B. bei einer traumatischen Vorgeschichte oder einer Verlassenheitsproblematik) zu erheblichen Belastungen führen, die das Zulassen und Transformieren der »problematischen Situationen« ernsthaft in Frage stellen. Solange der Analytiker jedoch seinen Beitrag kontinuierlich in Betracht zieht, können selbst schwierige und einander eskalierende Prozesse immer wieder partiell aufgelöst werden: Entscheidend bleibt dabei, ob der Analytiker als Anderer kontextabhängig in Erscheinung treten kann – für sich selbst und auch für den Analysanden. Von überragender

Bedeutung ist dabei, dass der Analytiker sein bifokales Denken als sein Eigenes trotz aller Einflüsse von außen aufrechterhalten kann; dies repräsentiert gleichsam den »Analytiker als Anderen«, der vom Analysanden als präsenter Fremder erlebt wird (siehe auch Berenstein 2001).

III. Über die Rolle der Angst in der seelischen Arbeit des Analytikers

1. Einleitung

Im ersten Teil der Arbeit habe ich den Versuch gemacht, die innere Arbeitsweise des Analytikers bei der Herstellung, Bewahrung und Beendigung der analytischen Situation etwas detaillierter nachzuzeichnen. Diese Überlegungen verstehe ich selbst als Ausdruck einer Alltagstheorie, die Ergebnis meiner theoretischen, klinischen und persönlichen Auseinandersetzungen mit der Psychoanalyse als klinisches Behandlungsverfahren ist. Analytische Position, Innerer Analytiker, problematische Situation und multiple Bifokalität sind Teile eines Modells, die an ihrer Praktikabilität gemessen und, wie schon erwähnt, eher wie ein Thema mit Variationen denn als ein sukzessives Modell verstanden werden sollten.

Als wesentlich in diesem Modell habe ich postuliert, dass die analytische Position des Analytikers von einer grundlegenden Bipolarität von »persönlichem Pol« und »technischem Pol« konstituiert wird und ihr besonderes Kennzeichen eine oszillierende Balance ist, die den Analytiker immer wieder dazu befähigt, die verschiedenen Motive, Haltungen und Funktionen in der Schwebe zu halten und einseitige Polarisierungen zu korrigieren. Dies wird vor allem durch die selbstanalytischen und selbstreflexiven Funktionen des Analytikers immer wieder ermöglicht, die die verschiedenen Pole durchdringen und auf diese Weise das widersprüchliche Spannungsfeld in einer tolerablen und lebendigen Form aufrechterhalten. Die nicht zu vermeidenden Abweichungen in die eine oder andere Polarität führen zum Phänomen der »problematischen Situation«, die als unvermeidlich und ebenfalls konstitutiv für die analytische Situation angesehen wird. Zulassen, Erkennen und Transformieren dieser »problematischen Situationen« mit Hilfe der multiplen Bifokalität garantieren das Aufrechterhalten der analytischen Situation und Beziehung und führen im günstigen Fall zur Einsicht in die unbewusste Wirklichkeit des Patienten und der analytischen Beziehung und dann auch zu förderlichen Veränderungen beim Analysanden. Als wesentliches Ziel könnte man hier die Funktionen des »Inneren Analytiker« beschreiben, die in den aktuellen Diskussionen unter verschiedenen Bezeichnungen, etwa als reflexiver Modus (Fonagy et al. 2004) oder als Entwicklung und Förderung der Einsichtsfähigkeit (Sugarman 2006), beschrieben wurden.

Die schon erwähnte Unterscheidung zwischen der idealtypischen und der realtypischen Alltagspraxis des Analytikers konfrontiert nun nach meinem Eindruck viele Analytiker mit der schmerzlichen Kluft zwischen den klinischen Überzeugungen und Einstellungen auf der einen Seite und ihrer Realisierung in der lebendigen Wirklichkeit jeder einzelnen analytischen Sitzung auf der anderen Seite. Konkret gesprochen, entdeckte und entdecke ich immer wieder einen mehr oder weniger verborgenen Widerstand gegen die Realisierung meiner eigenen Alltagstheorie in der klinischen Arbeit mit meinen Patienten. Anstatt also die Bipolaritäten in der Schwebe zu halten, fokussiere ich mich eindeutig zu früh auf einen bestimmten Aspekt; oder es gelingt mir nicht, die Balance zwischen träumerischer Offenheit und diskursivem Denken zu halten; oder ich vermeide oder übersehe die Entwicklung von »problematischen Situationen« und gerate dann mit meinem Patienten in eine Stagnation oder Sackgasse; ganz zu schweigen von der in der Beschreibung fast artistisch anmutenden Kunst der multiplen Bifokalität, die dann selbst zu einem fernen Ideal zu werden droht. Man stößt hier auf die begrenzte Wirkung von Einsicht und Erkenntnis auf das Denken und Handeln der Menschen, wovon die Psychoanalytiker ja ein besonderes Lied singen können, eine Tatsache, die jedoch nicht nur für unsere Patienten, sondern natürlich auch auf uns selbst zutrifft.

Das von mir vorgestellte Alltagsmodell betont sehr stark das interaktive und intersubjektive Moment der analytischen Beziehung, wie es beispielsweise auch von Greenberg und von Hoffman formuliert wird. Wenn J. Greenberg das Konzept einer »interaktiven Matrix« für die analytische Situation beschreibt, »die von Moment zu Moment in jeder Behandlung durch die persönlichen Charakteristiken des Analysanden und des Analytikers« geformt wird, und postuliert, dass diese »interaktive Matrix« die Annahmen, Überzeugungen, Hoffnungen, Befürchtungen, Bedürfnisse und Wünsche beider Teilnehmer der analytischen Beziehung einschließt, so kann ich dieser Grundannahme vorbehaltlos zustimmten (Greenberg 1995). Ebenso nachvollziehbar finde ich sein Drei-Stufen-Modell der historischen Entwicklung unserer psychoanalytischen Technik, in dem die erste Phase als das präskriptive Freud'sche Modell beschrieben wird (die Regeln stehen von vornherein fest und gelten für alle Patienten), die zweite Phase für den Analytiker eine größere Flexibilität ermöglicht, die Veränderungen der Technik jedoch von den Bedürfnissen des Patienten bestimmt sind, und in dem erst die dritte Phase als eine Realisierung des interaktiven Modells verstanden werden kann, in dem alles, was in der analytischen Situation geschieht, die persönlichen Beiträge beider Teilnehmer reflektiert (ebd., S. 11).

Es ist mein Eindruck, dass ich diese drei Phasen in meiner eigenen Entwicklung als Psychoanalytiker nachvollzogen habe und zu einem Standpunkt gekommen bin, der von Hoffman im dialektisch-konstruktivistischen Paradigma besonders umfassend dargestellt wurde (zentrale These: Die Struktur und der Prozess in der analytischen Beziehung werden als Co-Kreation von Analysand und Analytiker aufgefasst, und der Analytiker akzeptiert die Unvermeidlichkeit seiner persönlichen Teilnahme, ohne jedoch die disziplinierte, ritualisierte Asymmetrie zu verlassen; I. Z. Hoffman 1998, 2006a). Bedauerlicherweise muss ich feststellen, dass ich in der konkreten analytischen Praxis diesen Grundüberlegungen immer nur passager entsprechen kann und in Haltungen verfalle, die ich nachträglich manchmal als überwunden geglaubte Positionen erkenne. Vor allem die Beschäftigung mit einigen sehr schwierigen oder sogar gescheiterten analytischen Behandlungen machte mich auf diese Tatsache eines Widerstands gegenüber der eigenen Arbeitsweise aufmerksam, ein Phänomen, das zwar in der Literatur immer wieder beschrieben wird, das man jedoch wohl als Analytiker immer wieder für sich selbst entdecken muss, um sich von seiner Wirksamkeit und seinen Folgen wirklich überzeugen zu können.

Wie schon erwähnt, handelt es sich nach meiner Meinung um einen grundlegenden Widerstand gegen die Anforderungen der seelischen Arbeitsweise des Analytikers in der analytischen Situation. Quelle dieses Widerstandes sind vor allem Ängste, Schuld- und Schamgefühle, die sich auf die einzelnen Elemente der inneren Arbeitsweise des Analytikers beziehen. M. Parsons hat in einer kürzlich erschienenen Arbeit von der Gegenübertragung in Bezug auf den analytischen Prozess geschrieben und beschreibt einige der Phänomene, die mich im Folgenden detaillierter beschäftigen werden (Parsons 2006). Auf seine Arbeit werde ich noch einmal zu sprechen kommen. Vor allem die Erfahrungen mit besonders schwierigen analytischen Verläufen haben mich selbst auf die Folgen einer defensiven Haltung gegenüber der eigenen Arbeitsweise und den eigenen Grundüberzeugungen aufmerksam gemacht und mir die Notwendigkeit deutlich gemacht, diese Form des Widerstands – ein Widerstand also gegen die analytische Situation, die analytische Beziehung, die eigenen Haltungen und Funktionen – genauer zu studieren und zu beschreiben. Dazu zwei kurze klinische Illustrationen:

In einer früheren Arbeit habe ich von einer Analyse berichtet, in der mich ein Analysand über viele Wochen massiv attackierte und real bedrohte und ich damit, meinem damaligen Verständnis entsprechend, ausschließlich »deutend« umging, bis ich in einer Stunde während eines massiven feindseligen Schweigens des Patienten einen plötzlichen und sehr heftigen Angstanfall bekam, den ich vergeblich für mich zu bewältigen suchte, so dass ich dem Patienten schließlich sagte, er möge diese Art des Schweigens unterlassen, da ich es nicht mehr ertragen könne. Der Analysand reagierte, für mich fast überraschend, ganz erschrocken. In der nachfolgenden Bearbeitung dieser Szene, die von uns beiden als Wende einer schließlich erfolgreichen analytischen Arbeit betrachtet wurde, konnten wir verstehen, dass der vaterlos aufgewachsene Patient u. a. eine reale, unmittelbare Reaktion unbewusst gesucht hatte, um den Analytiker gleichsam als »Analytiker-Vater« auf konkrete, unmittelbare Weise zu spüren und zu erleben (Zwiebel 1992a, S. 138).

Eine andere Erfahrung, über die ich im gleichen Buch berichtete, verlief leider weniger günstig. Eine Patientin bat mich telefonisch um einen Termin, in einer Zeit, in der ich aus verschiedenen äußeren und inneren Gründen »besetzt« war und nur noch über einen Gruppentherapieplatz verfügte. Dennoch gelang es der Patientin, mir am Telefon ihre große Not zu vermitteln und auch für einen Moment überzeugend darzulegen, dass ich der Analytiker sei, der ihr allein helfen könnte. Allerdings gelang es mir auch nach dem Erstgespräch nicht, die Patientin an einen Kollegen zu überweisen, sondern ich bot ihr entgegen meiner Realität eine Einzeltherapie an, deren Verlauf sich aber zunehmend schwieriger gestaltete, bis es zu einer unbefriedigenden Beendigung der Behandlung kam. In mir bekannten vergleichbaren Konstellationen kam es zu noch dramatischeren Abbrüchen, die einen verletzten Patienten, aber auch einen verletzten Analytiker zurückließen.

In beiden Beispielen kann man eine Dysbalance der analytischen Position feststellen: Im ersten Fall klammert sich der Analytiker förmlich an seinen »technischen Pol« und versucht an der Überzeugung festzuhalten, dass nur die Deutung ein wirkungsvolles analytisches Instrument sei, bis der Analysand eine persönliche Reaktion erzwingt, die vom Analytiker schuld- und schamvoll als Versagen und Agieren erlebt wird, was sich jedoch überraschenderweise als ein Durchbruch der analytischen Arbeit erweist. Im zweiten Fall setzt sich der »persönliche Pol« schon in der ersten Begegnung durch, der Analytiker fühlt sich von der persönlichen Not seiner Patientin so angesprochen, dass er die »technischen

Aspekte« nicht ausreichend beachtet und vor allem diese Inszenierung nicht genügend selbstreflexiv durcharbeitet, mit der Folge, dass sich die gemeinsame Arbeit immer schwieriger gestaltet, bis es zu einer wenig erfreulichen Beendigung kommt.

Es ist meine Überzeugung, dass gerade die problematischen, gescheiterten oder sogar katastrophalen Behandlungen uns auf einen Bereich aufmerksam machen, der einen wenig beachteten Beitrag des Analytikers in diesen analytischen Verläufen berührt und den ich im Folgenden als *phobische Position* beschreiben werde. Darunter verstehe ich eine von Angst, Schuld- und Schamgefühl motivierte defensive, vermeidende Haltung, einen Widerstand gegen die innere Arbeitsweise des Analytikers. Es handelt sich also um professionelle Widerstände gegen eine als notwendig erachtete analytische Arbeitsweise, die manchmal theoretisch und technisch begründet werden (oft verstecken sich dahinter nicht begründete und damit problematische Ideologien und Rationalisierungen), die aber oft auch persönliche Gründe haben.

Ein anderes generelles Spannungsfeld der analytischen Situation, nämlich das von Wiederholung und neuer Erfahrung, ist in besonderer Weise für eine solche defensive und vermeidende Haltung verantwortlich zu machen. Die Zuspitzungen von Wiederholung und neuer Erfahrung kann man als »analytische Katastrophen« und als »katastrophische Veränderung« bezeichnen. Im ersten Fall handelt es sich um Entwicklungen, in denen der analytische Verlauf überwiegend negativ ist und es nicht selten zu Abbrüchen kommt, die zu Verletzungen und Beschädigungen nicht nur des Analysanden, sondern auch des Analytikers führen. Dabei denke ich nicht nur an reale Katastrophen wie Mord, Selbstmord oder schwere körperliche oder seelische Erkrankung, sondern an innere Katastrophen, die auch vor allem in dem Verlust der Hoffnung bestehen, die beschädigten inneren Objekte durch Wiedergutmachung zu heilen. Im zweiten Fall handelt sich um Entwicklungen, die mit einem Gefühl von drohender Katastrophe verbunden sind und die oft mit sehr heftigen, nur schwer erträglichen Affekten und einer Bedrohung der eigenen Identität assoziiert werden. Lahme-Gronostaj zitiert M. Eigen, der die damit verbundene Anforderung an den Analytiker prägnant formuliert: »Das schlimme Paradox ist, dass wir, sofern wir das Gefühl der Katastrophe, welches die psychische Realität konstituiert, nicht zulassen und damit nicht arbeiten können, möglicherweise äußere Katastrophen verstärken, um uns selbst zu objektivieren« (Lahme-Gronosta 2005, S. 14). In dieser Bemerkung ist die Angst des Analytikers vor einer katastrophischen Veränderung angesprochen, die paradoxerweise die Gefahr von realen Katastrophen vergrößert. Wenn also der potentiell immer ungewisse Ausgang einer analytischen Beziehung auch die Möglichkeit einer »analytischen Katastrophe« als Ausdruck eines unbezwingbaren Wiederholungszwangs und die Möglichkeit einer »katastrophischen Veränderung« im Sinne einer existentiellen, krisenhaften Veränderung des Patienten beinhaltet, so dürfte von großer Bedeutung sein, dass sich der Analytiker seiner Ängste vor diesen Entwicklungen bewusst wird oder bewusst bleibt und diese nicht so mächtig werden, dass sich bei ihm ein Widerstand gegen die analytische Arbeitsweise entwickelt, um auf diese Weise seine Ängste und die des Analysanden zu besänftigen.

Ich halte jedoch die Widerstände und die defensiven Vermeidungen des Analytikers gegenüber seiner inneren Arbeitsweise nur dann für wirklich einschränkend, wenn sie sich generell oder speziell in einer besonderen analytischen Beziehung zu einer fixierten, chronisch vermeidenden Haltung verfestigen; nur in diesem Fall möchte ich von einer »phobischen Position« sprechen. Wir müssen nämlich bei einer dynamischen Betrachtung der professionellen Funktionen des Analytikers davon ausgehen, dass Ängste und Widerstände passager immer auftreten können, dass sie aber in der Regel selbstreflexiv bearbeitet werden und es dann nicht zu Fixierungen der beschriebenen Art kommen wird.

Es ist bemerkenswert, dass diese Problematik relativ selten in fachlichen Zusammenhängen diskutiert wird. Dabei gibt es wohl kaum einen Analytiker, der in einer langjährigen und intensiven klinischen Praxis nicht in Berührung mit »analytischen Katastrophen« und »katastrophischen Veränderungen« gekommen ist.

Das erste von mir beschriebene Beispiel stellt meiner Ansicht nach eine solche »katastrophische Veränderung« dar, das in gewisser Weise das analytische Paar betroffen hat.[1] Wie nur angedeutet, ging das zweite Beispiel in die Richtung einer »analytischen Katastrophe«, auch wenn in diesem Fall eine Unsicherheit über den weiteren Verlauf bleibt; wie ich andeutete, sind mir andere Verläufe bekannt, die sehr viel eindeutiger als solche einzuordnen sind. Es bleibt die Frage, welche Folgen diese Erfahrungen für den Analytiker haben: Kann er seinen Glauben an die analytische Methode aufrechterhalten, kann er selbst aus diesen Erfahrungen lernen, seine Überzeugungen und Haltungen, auch im Sinne der hier diskutierten inneren Arbeitsmodelle, überarbeiten und weiterentwickeln, oder führen diese schwierigen Verläufe zu einem verstärkten Zweifel und einer unreflektierten Angst, die schließlich in eine phobischen Position der eigenen Arbeitsweise gegenüber münden? Wie viele gescheiterte Behandlungen und Abbrüche kann man als Analytiker verkraften, und wie viele krisenhafte, katastrophische Veränderungen kann man mit seinen Analysanden durchstehen, bevor es zu Ermüdungen und Erschöpfungen kommt und die Freude und das Interesse an der analytischen Arbeit versiegen? Hier gibt es sicherlich erhebliche Unterschiede in den persönlichen Kapazitäten der Analytiker, wie sich ja unschwer an manchen detaillierten Fallstudien nachvollziehen lässt.

Diese schwierigen Fragen stellen sich auch schon in der Ausbildung der Kandidaten, die ja nicht selten schon in ihren Ausbildungsfällen schwere Krisen und Abbrüche erleben und dennoch eine positive analytische Identität und eine analytische Position

[1] Es ist mir vor allem auch deshalb so nachdrücklich in Erinnerung geblieben, weil es die einzige derartige massive symptomatische Reaktion in über 30 Jahren klinischer Praxis war.

entwickeln müssen. Auch wird zu wenig diskutiert, welche Erwartungen hinsichtlich emotionaler Belastbarkeit wir grundlegend an den Analytiker stellen; dies würde manche Entscheidung in der analytischen Ausbildung erleichtern. Wenn man noch berücksichtigt, dass sich solche Zusammenhänge in Bezug auf Belastbarkeit und die Folgen von analytischen Katastrophen und katastrophischen Veränderungen im Lebenszyklus der Analytiker und durch eigene, persönliche Krisen und Belastungen (Verluste, Krankheit, Alter und Tod) auch wandeln können, so kann man sich auch vorstellen, dass sich im Laufe einer langen analytischen Karriere erst nachträglich phobische Positionen entwickeln, die sich unbemerkt einschleichen und langsam aufbauen und sich dann negativ auf die analytische Arbeit auswirken. Manchmal behauptet man ja, dass besonders junge und alte Analytiker die besten Resultate erzielen, weil sie den Enthusiasmus einerseits und die Abgeklärtheit andererseits haben, während die große Gruppe dazwischen vielleicht schon von den vielen Durcharbeitungen erschöpft ist und sich auf phobische Positionen zurückgezogen hat. Auch diese Überlegung ermutigt mich, diese Fragen hier detaillierter zu besprechen.

Ich werde mich nun im zweiten Teil meiner Arbeit zuerst dem allgemeinen Thema der Angst zuwenden. Diese sehr umfangreiche Problematik möchte ich im Folgenden aus drei verschiedenen Kontexten betrachten, die auch einen Spiegel der Entwicklung der psychoanalytischen Theorie und Technik darstellen: Es handelt sich um den Freudianischen Ansatz, der zuletzt am klarsten von C. Brenner (1986) als konflikttheoretischer Ansatz beschrieben wurde, um das Klein-Bion'sche Modell, einschließlich der frühen agoraphoben-klaustrophoben Dynamik, die von Henri Rey (1994) beschrieben wurde, und um das identitätstheoretische Modell, wie es G. Schneider formuliert hat (Schneider 1995, 2002).

Dieses Vorgehen reflektiert Überlegungen, die in den letzten Jahren eine wachsende Bedeutung gewinnen: So wird bei Ferro das Zuhören des Analytikers aus drei zentralen, aber unterschiedlichen Perspektiven formuliert, nämlich gemäß dem klassischen archäologischen Modell von Freud, dem Kleinianischen Modell der unbewussten, intrapsychischen Phantasie und dem Bion'schen Modell, bei dem sich die Aufmerksamkeit vor allem auf das mental-affektive Leben des Analytikers richtet (Ferro 1993, 1999, 2002). Zu einer ähnlichen Differenzierung kommt de Masi in seiner Arbeit über das emotionale Unbewusste, in dem er die verschiedenen analytischen Techniken auf dem Boden der Unterscheidung zwischen dem dynamischen und dem emotionalen Unbewussten beschreibt: Freuds Theorie des dynamischen Unbewussten führe dazu, daß der Analytiker verdrängte Inhalte deute; Kleins Konzept der Spaltung und der projektiven Identifizierung führe zu einer Modifikation der Technik, die die Integration von abgespaltenen und projizierten Teilen der Persönlichkeit betone und das Konzept des emotionalen Unbewussten besage, dass ein großer Teil der affektiven Kommunikation nicht bewusst wahrgenommen werde und dass die Konstruktion und Restitution eines inneren, aufnahmefähigen Objekts als von grundlegender Bedeutung angesehen werde (De Masi 2003, S. 13 f.).

Unter diesem Gesichtspunkt kann man postulieren, dass der moderne Psychoanalytiker nicht Freudianer, Kleinianer oder Bionianer ist, sondern diese unterschiedlichen theoretischen Modelle als Kontexte seines Verständnisses der analytischen Situation und der Arbeit mit seinem jeweiligen Patienten begreift und vor allem eine Form des interkontextuellen Denkens entwickelt, das je nach spezifischer und individueller bipersonaler Beziehungskonstellation die unterschiedlichen theoretischen Annahmen zu gewichten und zu verbinden versucht (Zwiebel 2003, Zwiebel & Mahler-Bungers 2007). In diesem Sinne werde ich also im Folgenden einige zusammenfassende Überlegungen zur Angstthematik vorstellen, um dann aus meiner Sicht zentrale Angstbereiche des Analytikers aus der Perspektive seiner inneren Arbeitsweise zu diskutieren. Es wird allerdings schnell deutlich werden, dass diese

Thematik nicht umfassend dargestellt werden kann, dass meine Überlegungen dazu vielmehr einen persönlichen Beitrag darstellen, der vom Leser mit seinen eigenen Erfahrungen fortgeführt und vertieft werden kann.

2. Kontexte der Angst

Im Folgenden möchte ich in knapper Form die Kontexte darstellen, unter denen ich die Angst des Analytikers im Zusammenhang mit seiner seelischen psychischen Arbeit in der analytischen Situation besprechen werde. Es ist natürlich nicht möglich, in diesem Abschnitt die gesamte Problematik der Angst und der weiteren negativen Affekte detailliert zu diskutieren; dazu ist die gesamte Problematik zu umfassend. Vielmehr möchte ich die eben angedeuteten Perspektiven kurz skizzieren, unter denen ich dann in den folgenden Kapiteln das Angstphänomen diskutieren werde. Dabei werde ich mich auch auf zwei ausgezeichnete, Arbeiten aus jüngerer Zeit von Pollak und Plänkers beziehen, die theoretische und klinische Aspekte der Angst darstellen und differenziert diskutieren (Plänkers 2003; Pollak 2004). Die folgende Aussage von Pollak hat mich ermutigt, mein eigenes Verständnis der Angst genauer zu untersuchen: »Ich habe mich gefragt, welches Angstkonzept ich eigentlich habe. Mir wurde dabei klar, wie wenig sich der klinische Umgang mit der Angst unserer Patienten isolieren lässt von der Gesamtsicht, die wir von ihnen haben. Mit anderen Worten, es gibt kein isoliertes Angstkonzept, das losgelöst von einem größeren klinischen Gesamtkonzept betrachtet werden könnte« (Pollak 2004, S. 38). Diese Aussage hat auch für die folgenden Bemerkungen Gültigkeit, die den Rahmen abzustecken versuchen, in dem ich die Angst des Analytikers besprechen werde.

Das Angstphänomen, allgemein betrachtet

Beginnen möchte ich mit der allgemeinen Aussage, dass ich die Angst als den zentralen Affekt des Menschen betrachte; Pollak spricht von einer Grunderfahrung des Menschen, von einem primären Affekt, der zu den negativen Emotionen wie Scham, Trauer und Wut zählt, jedoch der herausragende Affekt bleibt. Das Angstphänomen ist universell und an sich kein Zeichen von Störung oder Pathologie. Wie später noch thematisiert werden wird, ist das normale Ich nicht angstfrei, sondern ein starkes Ich zeichnet sich durch eine ausreichende Angsttoleranz aus; eine solche Betrachtung erleichtert sicherlich auch die Beschäftigung mit den Ängsten des Analytikers. Die Psychoanalyse hat eine wesentliche Differenzierung bei der Betrachtung der Angst eingeführt, nämlich die Unterscheidung von Ängsten vor äußeren und solchen vor inneren Gefahren; gerade Letztere spielen in der Psychoanalyse eine zentrale Rolle.

Die metapsychologische Betrachtungsweise der Angst

Die metapsychologische Betrachtungsweise erscheint mir nach wie vor als ein guter Einstieg in die Grundprobleme des Angstphänomens, auch wenn man dabei berücksichtigt, dass Freud die Affekte ganz allgemein nicht als ursprüngliche Gegebenheiten ansah, sondern von den Trieben ableitet (Pollak 2004); diesem Ansatz folgt auch C. Brenner. Danach können wir bewusste, vorbewusste und unbewusste Ängste unterscheiden und damit auch eine Reihe von Abstufungen, die man als Befürchtungen, Sorge, Unruhe, Unbehagen, negative Erwartung etc. bezeichnet.

Für das psychoanalytische Denken spielt vor allem die unbewusste Angst als Motiv der Abwehr eine zentrale Rolle. Unter der Herrschaft des Lust-Unlustprinzips wird die Angst als zentrale Unlust zum Motor der Verdrängung und damit der Unlustvermeidung. Unter dynamischen Gesichtspunkten spielt vor allem der

Konflikt zwischen den verschiedenen Instanzen eine zentrale Rolle; in dem konflikttheoretischen Ansatz von Brenner (1986) ist der psychische Konflikt das Grundmodell für die Theorie und Praxis der Psychoanalyse. Die entwicklungspsychologische Perspektive der Konflikte erlaubt auch die Beschreibung einer Reifung der Ängste (z.B. die Unterscheidung von traumatischer Angst und Signalangst, von Trennungsangst, Angst vor Liebesverlust, Kastrationsangst und Angst vor dem Gewissen).

Der konflikttheoretische Ansatz

Der konflikttheoretische Ansatz von C. Brenner wird in den folgenden Ausführungen mein erster und zentraler theoretischer Kontext sein (Brenner 1986). Es handelt sich bei seinem Ansatz um einen triebpsychologischen Ansatz, der in weiten Bereichen S. Freud folgt und nur einige, wenige Modifikationen von dessen Theorie vorschlägt. Triebe sind nach Brenner »Verallgemeinerungen« der Wünsche, die die eigentliche Quelle der menschlichen Motivation darstellen. Er unterscheidet libidinöse und aggressive Wünsche und geht von ihrer grundsätzlichen Vermischung oder Ambivalenz aus. Diese Wünsche liegen innerhalb des Lustprinzips und werden durch die Erfahrungen der Kindheit geprägt. Affekte sind nach Brenner komplexe psychische Phänomene, die sich aus einer Empfindung von Lust und Unlust und einer Vorstellung zusammensetzen. Sie haben ihre Lokalisation im Ich und machen mit der kindlichen Entwicklung eine Reifung durch. Wie Freud sieht Brenner als Kern des psychischen Konflikts die Widersprüche zwischen den Wünschen und den Anforderungen des Ichs. Bestimmte Wünsche lösen einen Unlustaffekt aus, den man entweder als Angst oder als depressive Angst bezeichnen kann. Dabei wird Angst als ein Affekt angesehen, der aus der Empfindung einer Unlust und einer Vorstellung einer Gefahr, bzw. einer bevorstehenden Katastrophe, besteht. Den depressiven Affekt sieht Brenner als eine Empfindung von Unlust mit der Vorstellung einer bereits eingetretenen Katastrophe an. Dabei sind Objektverlust, Liebesverlust, Kastration und Selbstbestrafung die befürchteten oder erlebten Katastrophen der Kindheit. Abwehr ist eine Operation zur Vermeidung von Unlust; ihr Ort ist das Ich. Die Abwehr kann sich gegen Wünsche und Affekte richten. Wesentlich in dem Brenner'schen Ansatz ist das Konzept des Kompromisses: Die Wünsche und die Ansprüche des Ichs werden dabei ständig gegeneinander abgewogen, und es wird im Kompromiss der Versuch gemacht, beiden Seiten des Kompromisses möglichst größte Befriedigung zu verschaffen.[2] Wichtig erscheint die Unterscheidung von normaler und pathologischer Kompromissbildung: Während die normale Kompromissbildung praktisch das gesamte Alltagsleben mit seinen Wahrnehmungen, Urteilen, Absichten und Handlungen, aber auch das Traumleben des Menschen bestimmt, gibt es unter bestimmten Umständen pathologische Kompromissbildungen, die dann zu symptomatischem Verhalten führen: »Um es zu wiederholen, jedes neurotische Symptom und jeder neurotische Charakterzug stellt eine Kompromissbildung dar. Beide sind Folge psychischer Konflikte, deren Ursprung in der Kindheit liegt und zu deren Komponenten Triebabkömmlinge, Angst und depressive Affekte gehören, die ihrerseits mit den Katastrophen der Kindheit, mit Abwehr und Überich-Manifestationen zusammenhängen. Beide sind durch ein Übermaß an Hemmung, Unlust, Mangel an Befriedigung, Selbstdestruktion und/oder soziale Disharmonie gekennzeichnet« (Brenner 1986, S. 179). Ursachen für pathologische Kompromissbildungen sind zu große Einschränkungen der Wünsche, zu viel Angst oder depressiver Affekt oder zu starke Selbstverletzungen; man könnte auch davon sprechen, dass das normale Balancieren in der Kompromissbildung zwischen *Wunsch – Angst – Abwehr* aus dem Gleichgewicht gerät, was dann

[2] Es sei hier daran erinnert, dass dieses Konzept in anderen Theorien wieder auftaucht, z.B. in Mosers Theorie des emotionalen Involvements und des Sicherheitsprinzips (vgl. Moser 2001).

zu pathologischer oder symptomatischer Kompromissbildung führt.

Für unsere Diskussion von besonderer Bedeutung sind die Ausführungen von Brenner zur Übertragungs- und Gegenübertragungsdynamik in der analytischen Situation. Brenner versteht die Übertragung als eine Objektbeziehung, die wie jede Objektbeziehung auch eine Kompromissbildung darstellt (also zwischen vergangener und gegenwärtiger Beziehung); die Besonderheit der Übertragung in der analytischen Situation sei allerdings, dass sie analysiert werde. Begriffe wie *Übertragungsneurose, positive* und *negative Übertragung* lehnt Brenner ab und beschreibt auch die Gegenübertragung als Kompromissbildung:

> »Meine Anmerkungen zur Übertragung haben bedeutsame Implikationen für die Gegenübertragung. Bei analytischen Patienten entwickelt sich eine Übertragung, weil jede Objektbeziehung bei jedem Menschen eine Neuausgabe der ersten maßgeblichen Kindheitsbindungen ist. Was für die Patienten gilt, gilt auch für die praktizierenden Analytiker. Auch die Beziehung des Analytikers zu jedem Patienten wird genetisch und dynamisch von kindlichen Triebabkömmlingen und den von ihnen verursachten Konflikten bestimmt. Analytiker sind Menschen so wie Patienten. Gegenübertragung ist die Übertragung eines Analytikers in einer analytischen Situation ... In Wahrheit besteht keine Notwendigkeit für einen eigenen Begriff« (Brenner 1986, S. 240).

Danach überwiegen die dynamischen und die genetischen Ähnlichkeiten zwischen Übertragung und Gegenübertragung bei weitem die Unterschiede. Die Berufswahl des Analytikers wird als eine normale Kompromissbildung angesehen; wenn die Gegenübertragung die analytische Arbeit beeinträchtigt, handelt es sich um eine pathologische Kompromissbildung; wenn sie die normale analytische Arbeit ermöglicht, handelt es sich um eine normale Kompromissbildung. Für die Beschreibung der »phobischen Position« ist die folgende Aussagen von Bedeutung:

> »Wenn sich also im späteren Leben eine pathologische Kompromissbildung zeigt, wie es der Fall ist, wenn die Berufsarbeit des

Analytikers durch Gegenübertragung gestört wird, liegt der Grund für diese Änderung der psychischen Funktionen des Analytikers im Auftreten oder Vorhandensein ungünstiger Umweltbedingungen. Solche Bedingungen können mit dem Berufsleben des Analytikers nichts zu tun haben, oder auch dazugehören, wie das der Fall ist, wenn Konflikte, Übertragungswünsche und/oder Verhalten des Patienten auf den Analytiker wie ein psychisches Trauma wirken. In solch einem Fall verwenden wir gewöhnlich den Begriff Gegenübertragung« (Brenner 1986, S. 242).

Wir haben es hier mit einer Unterscheidung von normaler und pathologischer Gegenübertragung zu tun, wie sie auch schon von Money-Kyrle (1956) vorgeschlagen wurde. Brenner äußert sich in seinem theoretischen Kontext auch noch einmal detaillierter zum Phänomen der Störungen, das ich auch schon genauer besprochen habe:

»Wenn ein Analytiker nicht mehr mühelos oder gut analysieren kann, und zwar aus Gründen, die mit seinen eigenen psychischen Konflikten zu tun haben, dann ist etwas geschehen, was das Gleichgewicht zwischen Konfliktkomponenten im Zusammenhang mit Triebabkömmlingen, die durch die analytische Tätigkeit befriedigt werden, auf gravierende Weise verschiebt, da die daraus sich ergebenden Kompromissbildungen ein adäquates analytisches Verstehen und angemessenes analytisches Verhalten verhindern. Die möglichen Ereignisse entsprechen den unterschiedlichen Konfliktkomponenten. Der Triebabkömmling kann sich in nicht-analytischer Weise äußern; Angst und depressive Affekte des Analytikers können überstark werden; Abwehren können auf eine Weise intervenieren, daß sie die Analyse stören, selbstbestrafende oder -schädigende Tendenzen können sich breit machen …

Einerlei, welche Art die Störung ist, wie immer sich die Details von Fall zu Fall unterscheiden mögen, in jedem Fall kann man sagen, dass sich eine Gegenübertragung, die zuvor aus einem normalen Ensemble von Kompromissbildungen bestand, eine Gegenüberstellung also, welche die analytische Arbeit fruchtbar und erfreulich machte, aus irgendwelchen Gründen in ein Ensemble von Kompromissbildungen verwandelt hat, das die analytische Arbeit beeinträchtigt oder unmöglich macht« (Brenner 1986, S. 244)

Brenner beschreibt hier aus einer konflikttheoretischen Sicht die Folgen von konflikthaften Ängsten und Schuldgefühlen auf Seiten des Analytikers, die zu einer Beeinträchtigung seiner Arbeitsweise führen, was ich in Unterkapitel III,3 (»Die innere Arbeitsweise aus der Sicht der Konfliktdynamik, oder: Der ›gehemmte‹ Analytiker«) noch etwas genauer untersuchen werde.

Die »Klein-Bion-Perspektive«

Der zweite theoretische Kontext der Angstproblematik ist die Klein-Bion-Perspektive, die eine wesentliche Erweiterung des Freud'schen Ansatzes darstellt. Wie Plänkers (2003) ausführlicher in seiner Arbeit über die Angst darstellt, besteht die Erweiterung dieses Ansatzes in der stärkeren Betonung der Innenwelt des Menschen, die als eine innere Beziehungswelt konzipiert wird, in der vor allem die Emotionalität eine zentrale Rolle spielt. Dabei rücken die frühen Ängste als Motor der Entwicklung und als Quelle der Psychopathologie in den Vordergrund der klinischen Theorie. Bion führt den Klein'schen Ansatz in einem wesentlichen Umfang weiter fort: Inhalt und Erleben der Angst sind bei ihm an die Gestaltung eines psychischen Raums gebunden, den er in seinem Modell von *Container – contained* detailliert beschrieben hat. Plänkers spricht in diesem Zusammenhang von der »Psychisierung innerhalb einer Beziehungserfahrung«, in der unverdaute emotionale Erfahrungen durch einen Projektions-Introjektionsprozess in erträgliche und repräsentierte affektive Erfahrungen transformiert werden können. Dadurch entsteht ein seelischer Raum, der ein Ort des Denkens und des Träumens ist (die von Bion so genannte Alpha-Funktion). Dieser Prozess des *Containments* schafft einen Bedeutungsraum, der bislang unverdaute affektive Erfahrungen zu binden vermag und ansonsten unerträgliche Emotionen tolerabel werden lässt. Diese erträglichen Gefühle beziehen sich vor allem auf die frühe Entwicklung mit der Mutter, in der ihre An- und Abwesenheit schließlich gedacht werden kann. Das Vorhandensein oder Fehlen dieses psychischen Raums, den Plänkers sowohl als Metapher als auch auf der konkret-sinnlichen Ebene der frühen Beziehungserfahrung mit der Mutter versteht, korreliert mit Inhalt und Erleben von Ängsten; die Abwesenheit des psychischen Raumes führt in einen Zustand namenloser Angst, wogegen die Internalisierung der Verstehensfunktion zu einer zunehmenden Separierung und Toleranz der Getrenntheit führt: »Da die Internalisierung der Verstehensfunktion einhergeht mit dem Gewinn psychischer Separation, ist das Angsterleben auch mit dem Erhalt oder dem Verlust eigenen psychischen Raums verbunden. Ertragbare Erfahrungen von Mangel und Verlust, eine hinreichende Toleranz für Versagungen, ein internalisierter Container, eine wirksame Alpha-Funktion, die die Bildung von Gedanken ermöglicht, sowie die Integrationsprozesse, wie Klein sie im Begriff der depressiven Position zusammengefasst hat, bilden zusammen die entscheidenden Grundlagen für die Entwicklung des eigenen psychischen Raums« (Plänkers 2003, S. 505).

Danach ließen sich dann auch verschiedene klinische Bilder unterscheiden (Neurose, Borderline und Psychose): Bei neurotischen Objektbeziehungen ist ein dreidimensionaler Raum entwickelt, die Separation ist gelungen, die depressive Position erreicht, Angst funktioniert auf dem Niveau der Signalangst, und es gibt eine normale projektive Identifizierung, während bei den sogenannten Frühstörungen der Raum zweidimensional ist, die Separation misslungen ist, Verfolgungsängste und traumatische Angst im Vordergrund steht und vor allem eine exzessive projektive Identifizierung im Sinne des Eindringens, des Okkupierens und Sich-Bemächtigens die Beziehungen dominiert.

Auf dieser Ebene findet sich auch das von Rey (1994) beschriebene und für meine weiteren Überlegungen sehr wichtige agarophobe-klaustrophobe Dilemma, das man vielleicht am anschaulichsten als eine Form von ausweglosem Schwanken zwischen zwei zentralen Ängsten beschreiben kann, nämlich auf der einen Seite vereinnahmt und eingeschlossen zu werden (klaustrophobe

Angst) und auf der anderen Seite fallen gelassen oder verlassen zu werden (agoraphobe Angst). Beide Angstformen beruhen auf einem ungenügenden eigenen seelischen Raum, der in dem einen Fall durch die Vereinnahmung, in dem anderen Fall durch den Objektverlust zunehmend gefährdet oder sogar aufgehoben wird. Es entstehen hier sehr komplexe innere Prozesse, die auch durch aktive Intrusion und Besetzungsentzug des Objekts einen projektiv-introjektiven Prozess bewirken, der nur noch mit großen Schwierigkeiten eine Differenzierung zwischen Innen und Außen gestattet.

Entscheidend ist bei diesen Überlegungen allerdings, dass die phobischen Ängste auf dem Hintergrund von wechselseitigen intrusiven Prozessen beschreibbar werden. Wichtig für die spätere Diskussion wird aber auch die Überlegung sein, dass man sich diese beschriebenen Konstellationen nicht allzu statisch vorstellen darf: Da ein psychischer Raum ständig generiert werden muss und dieser Prozess von inneren und äußeren Faktoren andauernd beeinflusst und beeinträchtigt werden kann, darf man wohl annehmen, dass unter belastenden inneren und äußeren Faktoren auch regressive Phänomene auftreten, die einen unter günstigen Bedingungen funktionierenden seelischen Raum zum Kollabieren bringen können. Dies gilt sowohl für Patienten als auch für den Analytiker. Dies macht verständlich, »dass die Erfahrung von Angst in der Gegenwart der Übertragungssituation regelmäßig anwesend ist. Sie betrifft den Patienten und den Analytiker und kann damit die Möglichkeit einschränken, in der Behandlungssituation einen Raum zum Denken zur Verfügung zu haben« (Plänkers 2003, S. 513). Erst mit dem Klein-Bion-Ansatz ist diese veränderte Auffassung von der Rolle und der Funktion des Analytikers stärker in den Fokus der klinischen Betrachtungen getreten.

In diesen hier beschriebenen Kontext würde ich auch die von Green beschriebene »zentral-phobische Position« des Analysanden einordnen, in der eine zentrale phobische Disposition des Psychischen beschrieben wird, bei der der assoziative Prozess zur Vermeidung traumatischer Ängste und Erfahrungen unterbrochen wird (Green 2002). Auch die zur Zeit vieldiskutierten Arbeiten von Fonagy und seiner Arbeitsgruppe, die stärker entwicklungspsychologische Aspekte, Befunde der Säuglingsbeobachtung und die Bindungstheorie berücksichtigen, korrelieren teilweise sehr eindrucksvoll mit den hier nur angedeuteten frühen Objektbeziehungsmustern: die Entwicklung einer Bindungserfahrung durch empathische und adäquate Affektspiegelung, die zur Bildung eines emotionalen, psychischen Selbst führt, das schließlich Stufen der Mentalisierung durchläuft, als deren Endpunkt das reflexive Denken emotionaler Erfahrungen steht (Fonagy 2004).

De Masi kommt in seiner wichtigen Arbeit über das Unbewusste und die Psychosen zu ähnlichen Überlegungen: Er unterscheidet zwischen dem dynamischen Unbewussten, wie Freud es beschrieben hat, und dem emotionalen Unbewussten, wie es Bion und neuerdings die Neurowissenschaften diskutieren. Dem emotionalen Unbewussten fällt die Rolle eines transformierenden psychischen Organs zu, das die unmittelbaren, sinnlich-emotionalen Erfahrungen in Repräsentanzen umwandeln kann; dem Träumen und dem träumerischen Denken wird dabei eine zentrale Rolle zugeschrieben. Auf diese Weise werden auch primitive und archaische Ängste gebunden und als sekundäre Affekte im Vorbewussten und Bewusstsein »denkbar«: »Die Konstruktion und Restitution eines inneren aufnahmefähigen Objektes, wozu der Empfänger der unbewussten Mitteilungen des Analysanden fähig sein muss, ist ein Prozess von grundlegender Bedeutung, der allerdings vom Analysanden nicht erkannt wird. Besonderes Interesse gilt der Gegenübertragung und den Gefühlen des Analytikers, der Ebene der symbolischen und emotionalen Kommunikation und der Art und Qualität der Träume« (De Masi 2003, S. 14).

Wenn man wie de Masi das emotionale Unbewusste als Container des dynamischen Unbewussten begreift, dann versteht man auch die beiden Ebenen, die es bei der Diskussion der Angst zu berücksichtigen gilt: Im ersten Fall geht es um einen strukturellfunktionellen Aspekt der Bildung des Psychischen, welches ein unterschiedliches Niveau erreichen kann. Es spielt eine wesentliche Rolle bei der Verarbeitung von Ängsten, kann aber selbst bei Versagen seiner Funktionen eine »namenlose« oder auch traumatische Angst auslösen. Im zweiten Fall handelt es sich um Konflikte im Bereich des dynamischen Unbewussten, bei dem die grundlegende Verarbeitung durch das emotionale Unbewusste nicht gestört ist, die gebildeten Inhalte jedoch konflikthaft verdrängt werden.

Angst aus identitätstheoretischer Sicht

Eine noch andere Perspektive ergibt sich, wenn man die Thematik der Angst aus identitätstheoretischer Sicht betrachtet. Dies wird dann besonders deutlich, wenn wir später noch auf die Unterscheidung von analytischer Position und analytischer Identität zu sprechen kommen. Hier kann man bereits vermuten, dass die analytische Position aus der Perspektive der psychischen Arbeit des Analytikers beschrieben wird, während der Begriff der analytischen Identität sich auf das professionelle Selbstgefühl des Analytikers bezieht, das sich auf der einen Seite aus einer komplexen Beziehung von gesellschaftlichen Erwartungen und vor allem den Erwartungen der Anderen, der Analysanden, aber auch der analytischen Gemeinschaft und auf der anderen Seite aus den eigenen Erwartungen und professionellen Ansprüchen ergibt (siehe auch Bohleber 1992). Aber auch hier kann man die analytische Identität als einen dynamischen Entwicklungsprozess zwischen privatsubjektiver Identität und »technischer« Identität auffassen, die beide eng miteinander verwoben sind.

In G. Schneiders Ansatz zum psychoanalytischen Identitätsbegriff wird Identität als Begriff für die Person als Ganzes aufgefasst und zunächst einmal die Positivität der Identität (von innen her gesehen) im Sinne ihrer Leistungsseite – d.h. als eine zuverlässige Konstanz, Gleichheit und Sinn- und Ordnungshaftigkeit herstellend und als eine Strukturierung einer chaotischen Welt ermöglichend – betrachtet; gleichzeitig wird aber auch von der Dialektik der Identität ausgegangen, indem die Positivität als Abwehr gegenüber dem Nicht-Realisierten, Nicht-Gelebten, Fremden und Unbekannten und damit als Negativität der Identität verstanden wird. Identität wird weiterhin als ein dynamisch-konflikthaftes Gefüge aufgefasst, in dem die Positivität der Identität in ihrer Selbsterhaltungstendenz auch eine Abwehrfunktion gegenüber der Negativität der Identität hat und diese gleichzeitig als Sollensfunktion eine Last oder einen Zwang darstellt (Schneider 2005a). Identität ist aber auch in ihrer Beziehungsdimension zu verstehen, indem sich in Identität auch die Beziehung mit dem Anderen niederschlägt und sie zu ihrer Wahrung ebenfalls in mehr oder weniger großem Umfang auf die reale oder symbolische Präsenz des Objekts angewiesen ist. Identität wird also grundsätzlich als ambivalent, konflikthaft und intersubjektiv verstanden und nicht selten vom Subjekt auch so erlebt. Den damit verbundenen grundlegenden Identitätskonflikt kann man also als widersprüchliche Spannung zwischen dem Selbst-Sein und dem Anders-Sein betrachten (siehe auch Schneider 1995).

Als zentrale Angst lässt sich wiederum eine Verlustangst beschreiben, die sich entweder auf das Selbst oder auf das Objekt bezieht: Wenn ich versuche, ein anderer zu werden, mich zu verändern, ist dies mit einem möglichen Verlust meines bisherigen Selbst, aber auch eines signifikanten Objekts verbunden (als Objektverlust, als Liebesverlust, aber auch in der Bedeutung der Kastration oder der Selbstbestrafung). In diesem Sinne kann sich Veränderung als Katastrophe eines drohenden oder realisierten Identitätszusammenbruchs erweisen, gegen die sich dann natürlicherweise erhebliche Widerstände richten werden. Mit dem Begriff des *Identitätswiderstandes* wird die Angst eines Patienten vor Veränderungen verstanden, die sich auf diese Gefahr vor einer Zerstörung der bisherigen Identität bezieht, eine Angst, die dann besonders ausgeprägt ist, wenn die Identität ohnehin brüchig und gefährdet ist. Bei diesen Ängsten, die Komponenten eines Identitätskonflikts sind, liegt dann die Betonung der Betrachtung weniger auf den unmittelbaren sexuell-aggressiven Triebwünschen, sondern auf den Wünschen nach Selbst-Sein, Selbst-Bleiben und Anders-Werden. Allerdings sind die sexuell-aggressiven Wünsche und Impulse natürlich auch Ausdruck des Wunsches nach Selbst-Sein und/oder Anders-Sein. Im Vordergrund stehen bei dieser Betrachtung also mehr die Stabilisierung eines kohäsiven Gefühls des Selbst, des Selbstwertgefühls und die interaktive Matrix der Selbstobjektbeziehungen, die für das grundlegende Sicherheitsgefühl und Wohlbefinden als zentral angesehen werden. In diesen Bereich gehören auch die Separations- und Individuierungskonflikte, die in der analytischen Situation ebenfalls von großer Wichtigkeit sind, zumal man ja die analytische Arbeit auch als einen progressiven Entsymbiotisierungsprozess beschreiben kann (siehe auch Bauriedl 1994).

Es ist aber zu betonen, dass sich auch diese Beschreibung nicht grundlegend vom konfliktdynamischen Ansatz unterscheidet, sondern eine andere Gewichtung vornimmt: Stehen im ersten Fall das Begehren und die Lust – und die damit verbundenen Ängste – im Vordergrund, so stehen in diesem Fall das Sicherheitsgefühl, die Selbstkohäsion, also das narzisstische Gleichgewicht, im Vordergrund. Wie es im bereits angesprochenen Modell von Moser und von Zepplin bei der Traumbildung um eine Balance zwischen emotionalem Involvement und Sicherheitsprinzip geht, so haben wir es hier also mit der Spannung zwischen der Wunscherfüllung auf einer sinnlich-körperlichen Ebene und einer Wunscherfüllung auf der narzisstischen Ebene zu tun.

Eine noch engere Verknüpfung findet sich, wenn man diese angedeuteten Identitätskonflikte und die damit verbundenen Ängste mit der eben besprochenen Klein-Bion-Perspektive in Verbindung bringt: Auf der Basis einer frühen Objektbeziehung in ihrer Verbindung zur Generierung des seelischen Raums stellen die Identitätsängste Verlustängste dar, die man auch als agoraphobe und klaustrophobe Ängste beschreiben kann – in jedem Fall geht es um die Angst, das eigene Selbst, die eigene Identität nicht bewahren zu können. Identität wird dann auf der unbewussten Erlebensseite als Bewahrung eines inneren Raums verstanden, der eigenes Denken und Fühlen ermöglicht. Agoraphobe und klaustrophobe Ängste beziehen sich dann auf die Abwesenheit, den Mangel eines eigenen, inneren Raums zum Denken und Fühlen bzw. auf die intrusive Präsenz des Raums eines Objekts, in den man eingeschlossen werden kann, womit man den eigenen Raum verliert. Diese Ängste beziehen sich aber auch auf Wünsche, Phantasien und Erfahrungen des Selbst-Seins und Anders-Seins, die um Vereinnahmung, Eingeschlossen-Sein, Fallen-Lassen und Fallengelassen-Werden kreisen.

Diese Überlegung bedeutet, dass man auch von einer Agora-Klaustrophilie sprechen könnte, wie dies Rey auch getan hat, und dass es hier eine Brücke zur Konflikttheorie von Brenner gibt. Jede Begegnung zwischen zwei Menschen hat also nicht nur die Funktion der Triebbefriedigung (mit den begleitenden Ängsten), sondern auch die Funktion, die eigene Identität sowohl zu sichern als auch in Frage zu stellen oder stellen zu lassen, um neue Erfahrungen und Veränderungen zu ermöglichen. Jede Begegnung löst damit nicht nur potentiell einen Triebkonflikt, sondern auch einen Identitätskonflikt aus und wird daher oft als grundsätzlich ambivalent erlebt: Die Wünsche beziehen sich aus der Perspektive der Identität auf die Anerkennung und Bestätigung der eigenen und der fremden Identität des Anderen (Anerkennung des Selbst-Seins und des Anders-Seins), aber gleichzeitig auch auf das Infragestellen und Negieren der eigenen und der fremden Identität, um auf diese Weise neue Erfahrungen zu machen oder aber bedrohliche Erfahrungen, die mit dem positiven Identitätsgefühl nicht übereinstimmen, zu vermeiden. Die Begegnung bzw. Annäherung von Selbst und Objekt ist dann grundsätzlich von den beiden polaren Ängsten, den klaustrophoben und den agoraphoben Ängsten, begleitet: Im Falle einer verschmelzenden Annäherung ist die Gefahr des Selbstverlusts durch Vereinnahmung gegeben; im Falle einer Trennung und Entfernung ist die Gefahr des Selbstverlusts durch Fallengelassen-Werden und Fallen-Lassen gegeben. Hinzu kommen potentielle depressive Ängste, wenn das Subjekt aktiv den Anderen vereinnahmt oder fallenlässt, ihn also aktiv, willentlich oder nicht-willentlich in eine klaustrophobe oder agoraphobe Situation bringt.

Das schon erwähnte agoraphobe-klaustrophobe Dilemma, das Rey (1994) beschrieben hat, stellt eine Steigerung dieser soeben dargelegten Dynamik dar, bei der es vor allem bei schizoiden Persönlichkeiten (oder auch Borderline-Strukturen) zu einer Situation kommt, in der sich das Subjekt in einer inneren Beziehungssituation zwischen Verschlungenwerden und Verlassenwerden und damit in einer Art Falle befindet. Auch wenn sich diese Konstellation in der Tat bei den »Frühstörungen« besonders eindrucksvoll beobachten lässt, ist zu fragen, ob sich diese Konstellation nicht auch in regressiven Bewegungen bei gesünderen Personen entwickeln kann.

Rey arbeitet insbesondere auch die schon angeschnittene Raum-Thematik deutlich heraus: »Das klaustrophobe-agoraphobe Syndrom ist jedoch grundlegend für beide Geschlechter. Wie Guntrip (1968) so klar beschreibt, ist die schizoide Persönlichkeit ein Gefangener: Er sehnt sich nach Liebe, aber vermeidet sie auch, weil er die destruktive Macht dieser Liebe in Bezug auf das Objekt fürchtet; er wagt es nicht zu lieben, weil er fürchtet, zu zerstören. Er fühlt sich in ein Dilemma eingeschlossen, eingeschlossen in einen begrenzten Raum, und mit begrenzten Objekten und begrenzten Beziehungen« (Rey 1994, S. 9). Und an anderer Stelle: »Klaustrophobe Personen fürchten sich vor einer eingeschlossenen Situation: Sie entwickeln extreme Ängste oder Panik und wollen heraus. Die ›Situation‹ mag ein Raum, eine Verkehrsstauung oder eine Heirat sein. Wenn sie nicht ›contained‹ werden, werden sie agoraphob und entwickeln Angst oder Panik« (ebd., S. 21).

Auch wenn Rey diese dynamische Konstellation vor allem auf schizophrene und früh gestörte Patienten bezieht, beschreibt er damit gleichzeitig eine universale Komponente der Persönlichkeitsentwicklung, die man in einem anderen Kontext auch aus der Sicht des seelischen Raums und der Mentalisierung beschreiben könnte. Für unseren Zusammenhang ist vor allem die Beziehung zur analytischen Situation von Bedeutung. Rey postuliert dazu das Folgende:

> »Ich bin mehr und mehr davon überzeugt, dass man in jeder Analyse das Körper-Selbst erreichen muss, wenn man tiefe und andauernde Veränderung erreichen will. Eine der verschiedenen Manifestationen dieses Körper-Selbst ist die Beziehung von Klaustrophobie und Agoraphobie. Klaustrophobischer Raum ist das Ergebnis von projektiver Identifizierung des Körpers und seines inneren Raums in die äußere Welt. Agoraphober Raum ist der Raum, der sich außerhalb des Körpers befindet. Es ist daher das Kind, das sich im mütterlichen Körper befindet, das klaustrophobisch innerhalb des inneren Raums seiner Mutter wird, der in die äußerer Welt projiziert wird. Das Kind wird agoraphob, wenn es den Uterus der Mutter verlässt« (Rey, a.a.O., S. 267).

Auf dieser frühen Ebene wird die analytische Situation selbst zu einem klaustrophoben oder aber agoraphoben Raum, wobei die Couch den Körper der Mutter oder des Analytikers repräsentiert, in dem man eingeschlossen und gefangen wird oder aber den man verlassen muss, wobei man ganz allein auf sich gestellt bleibt.

Soweit also ein kurzer Überblick über die Thematik der Angst, wie er sich aus der Beschreibung von verschiedenen theoretischen Kontexten ergibt. In den folgenden Abschnitten werde ich jetzt konkreter die möglichen Ängste des Analytikers aus den oben genannten drei Kontexten besprechen.

3. Die innere Arbeitsweise aus der Sicht der Konfliktdynamik, oder: Der »gehemmte« Analytiker

In diesem Unterkapitel möchte ich einige nach meiner Auffassung typische Konfliktmuster beschreiben, die bei der Realisierung der bipolaren-bifokalen Funktionen auf Seiten des Analytikers, wie sie sich als analytische Position, als reflexiver Modus und als Umwandlung von problematischen Situationen beschreiben lassen, auftreten können. Es kann sich dabei nur um einen Ausschnitt aus Konstellationen handeln, der begrenzt wird durch meine persönliche analytische Erfahrung mit Analysanden, Supervisanden und kasuistischen Seminaren.

Für den Analytiker bedeutet der konflikthafte Kontext zunächst einmal, dass auch für ihn die analytische Situation eine Versuchungs- und Versagenssituation darstellen kann; wegen ihrer besonderen Struktur von Offenheit und Begrenztheit, von Regression und Ich-Kontrolle, von träumerischem und diskursivem Denken werden auch im Analytiker potentiell konflikthafte Wünsche geweckt, die seine Aufgabe als »Hüter« der analytischen Situation beeinträchtigen können. Die Konzeption einer normalen Kompromissbildung bedeutet grundsätzlich, dass sein Wahrnehmen, Verstehen und Deuten immer auch kompromisshafter Natur ist, also von seinem Begehren, seinen Ängsten und seinen Widerständen bestimmt ist. Auch die Theorien des »technischen Pols«, ihre Auswahl und Präferenz, unterliegen dieser kompromisshaften Dynamik. Allerdings besteht seine professionelle Kompetenz ja gerade darin, dass er die Fähigkeit entwickelt hat, sein eigenes Begehren und seine Aggressionen in den professionellen Wunsch zu sublimieren oder umzuwandeln, die psychische Realität seines Analysanden zu verstehen und zu deuten.

Unter dem Einfluss dieser besonderen Struktur der analytischen Situation, der sich dabei entwickelnden Übertragungsmuster des analytischen Paares, einschließlich des sich unvermeidlich entwickelnden interaktionellen Drucks und der unbewussten Inszenierungen, erscheint es phasenweise als fast unvermeidlich, dass die Funktionen und Haltungen, die wir mehr dem »technischen Pol« zuschreiben (also beobachten, abwarten, strukturieren, fokalisieren, verstehen und interpretieren), in den Einflussbereich dieser psychischen Konflikte geraten und sich dann mit den Konflikten aus dem »persönlichen Pol« zu vermischen beginnen. Die Übertragungen und Widerstände des Analytikers werden dann auch von seinen persönlichen Konflikten, seinen eigenen verinnerlichten Beziehungsmustern, mitbestimmt und durch die Übertragungen und Widerstände des Analysanden verstärkt, modifiziert oder aber auch abgeschwächt, so dass man schließlich von einer komplexen, interdependenten Übertragungs-Gegenübertragungsdynamik auszugehen hat. Auf diese Weise kann man in Bezug auf die positionelle Betrachtung zwei interagierende Konfliktkreise postulieren, nämlich die eigenen, persönlich begründeten Konfliktmuster und die Konfliktmuster des »technischen Pols«, die sich aus der spezifischen Aufgabe der »technischen Handhabung« der analytischen Situation ergeben. Ich postuliere damit also eine enge Verzahnung zwischen persönlichen und technischen Konflikten, die üblicherweise kompromisshaft ausbalanciert werden und nicht notwendigerweise zu länger andauernden Störungen der inneren Arbeitsweise führen müssen.

Vor allem dann, wenn die analytische Beziehung unter affektiven Druck gerät, können diese persönlichen und technischen Konflikte verschmelzen und zu Schwierigkeiten der inneren Arbeitsweise führen. Es kann zu einseitigen Polarisierungen kommen, indem entweder die persönlichen Konflikte oder aber die technischen Konflikte scheinbar einseitig in den Vordergrund treten: Der Analytiker versteht oder besser missversteht die gegenwärtige Situation überwiegend entsprechend seinem persönlichen Konfliktbereich, oder aber er klammert sich an die technische Handhabung und die technischen Regeln, die er dann rigide einzuhalten versucht. Hierbei handelt es sich dann, wie ich zuvor schon erwähnt habe, nicht mehr um eine normale Kompromissbildung, sondern um eine pathologische Kompromissbildung (Brenner 1986); ich habe auch die Unterscheidung von Money-Kyrle (1956) zwischen normaler und pathologischer Gegenübertragung erwähnt, die in diesem Falle dann eine zutreffende Beschreibung darstellt.

Betrachten wir einmal unter diesem Aspekt die vorhin erwähnten klinischen Beispiele mit dem Patienten, der mich bedrohte, und der Patientin, bei der es zur unbefriedigenden Beendigung der Behandlung kam (siehe Kap III, Einleitung, S. 134); beide Beispiele möchte ich hier etwas verallgemeinern.

Im Falle der heftigen Angriffe und Drohungen des Patienten, die man auch als eine Form von destruktivem acting-in bezeichnen könnte, entstand ein interaktioneller Druck, der natürlich auch von den Wahrnehmungen und dem Verstehen des Analytikers beeinflusst war. Wie bereits angedeutet, konnte der Analytiker über viele Wochen diesem Druck standhalten und immer wieder den Versuch machen, das agierende Verhalten des Analysanden zu deuten. Auch aufgrund seines eigenen Erlebens verstand er das Verhalten des Analysanden überwiegend als eine projektive Abwehr, in der der Analysand sich über heftige Vorwürfe der eigenen Schuldgefühle zu entledigen versuchte. Diese Deutungen führten jedoch nicht wirklich zu einem dauerhaften Verständnis, so dass die Situation weiterhin eskalierte, bis es zu der erwähnten Angstattacke des Analytikers kam.

Aus konfliktdynamischer Sicht würde ich heute vermuten, dass durch die ständigen, durch Deutungen nicht zu modifizierenden Angriffe des Analysanden eine extreme Versagenssituation auf Seiten des Analytikers provoziert wurde, die auch bei ihm heftige, destruktive Impulse auslöste. Diese mussten jedoch infolge eines internalisierten professionellen Über-Ichs und Ideals der Neutralität und Abstinenz (Motto: zuhören und deuten) abgewehrt werden, so dass schließlich eine entgleisende Reaktion drohte, die der Analytiker auf für ihn ganz unübliche Weise zu beenden versuchte. Die Angstreaktion auf Seiten des Analytikers würde ich aus dieser Sicht als eine symptomatische Reaktion verstehen, die aus einem pathologischen Kompromiss zwischen seinen eigenen destruktiven Impulsen und dem strengen, rigiden professionellen Über-Ich bestand. Zu dieser symptomatischen

Reaktion trug nicht nur bei, dass die technische Handhabung eines solchen acting-in grundsätzlich schwierig ist, sondern auch, dass offenbar zudem eine zu starke Identifizierung mit der Destruktivität des Analysanden entstand (vielleicht im Sinne einer introjektiven Identifizierung der projektiven Identifizierung durch den Patienten) und womöglich ein eigener aggressiver Konflikt aus dem »persönlichen Pol« aktiviert wurde, der sich als Schwierigkeit manifestierte, eigene aggressive und destruktive Impulse wahrzunehmen und sie angemessen auszudrücken.

Der Angstreaktion des Analytikers lag also aus dieser Perspektive eine Verschmelzung zwischen einem technischen und einem persönlichen Konflikt zugrunde. Wenn man noch weiter geht, könnte man auch von der unbewussten Befriedigung masochistischer Bedürfnisse sprechen; es ist dies eine oftmals wirklich schwierige Unterscheidung, inwiefern solche masochistischen Bedürfnisse in der analytischen Arbeit heimlich befriedigt werden oder ob die technische Handhabung eine Toleranz des aggressiven und destruktiven Verhaltens des Patienten erfordert.

Betrachten wir auch das zweite Beispiel, das ich hier ebenfalls verallgemeinern möchte, da es sich um eine klinische Situation handelt, die ich von mir selbst und auch von anderen Kollegen kenne und die immer wieder vorkommen kann.

Man kann eigentlich keine neuen Patienten mehr annehmen, aber es entsteht durch die Art der Anfrage und die erste Beziehungsaufnahme (telefonischer Kontakt, Überweisungsmodus, Empfehlungen) ganz schnell eine Beziehungsdynamik, die in der Überzeugung gipfelt: »Ich kann diesen Patienten nicht mehr wegschicken«. Der technische Konflikt stellt sich auf den ersten Blick als ein äußerer Konflikt dar: Es gibt einfach keine zeitliche Kapazität, auch wenn man der Anfrage der Patienten nach einem Behandlungsplatz gerne folgen würde. In der Regel handelt es sich bei diesen Patienten, die man dann gegen sein besseres Wissen und seine realen Möglichkeiten aufnimmt, um Menschen in großer innerer Not, die offenbar auf zunächst nicht erkennbare Weise eine schnelle Übertragung auf Seiten des Analytikers auslösen, in deren Zentrum eine Schuldproblematik zu vermuten ist. Das Nicht-Annehmen des Patienten, der übrigens von Anfang an die Besonderheit seiner Beziehung zum Analytiker betont, wird als ein aggressives, entwertendes Wegschicken erlebt, löst entsprechende Schuldgefühle aus, die sich auf die Verlorenheit und Bedrohtheit des Patienten beziehen, und mobilisiert wahrscheinlich unbewusste Rettungsphantasien, die unbearbeitet nicht selten zu katastrophischen Verläufen führen. Nach meiner Erfahrung handelt es sich fast immer um Patienten, bei denen eine Ablehnungsproblematik in ihrer Biographie vorliegt, die sich in der unbewussten Inszenierung der Kontaktaufnahme aktualisiert und von der der Analytiker aufgrund seiner eigenen, persönlichen Konflikte sofort infiziert wird: Wiederum haben wir es mit einer sehr schnellen Identifizierung zu tun, also einer Entgleisung der Balance zwischen empathischer Identifizierung und Distanzierung in Richtung Identifizierung, der Angst vor der eigenen Aggression und dem damit verbundenen Schuldgefühlen. Auf einer Beziehungsebene erlebt der Analytiker dann vielleicht das Begehren des Patienten nach einer Behandlung bei ihm wie das Begehren der »inneren Mutter«, dem man sich zu unterwerfen oder zu mindestens zu gehorchen hat, um nicht ihrer Liebe und Anerkennung verlustig zu gehen oder einer Bestrafung zu unterliegen. Auch dies kann man wieder als eine Verschmelzung zwischen dem technischen und dem persönlichen Konflikt auffassen, so dass das so zentrale In-der-Schwebe-Halten von »persönlichem Pol« und »technischem Pol« nicht mehr gelingt und es in diesem Fall dann zu einer Polarisierung in Richtung der persönlichen Konflikte kommt: Man handelt dann so, als wäre man real für das Leben und das Überleben des Patienten verantwortlich. Für die weitere Behandlung wirkt sich dies besonders ungünstig aus, da der Patient die Ambivalenz unbewusst spürt und die schon einmal erlebte Ablehnungsbeziehung provozierend immer wieder testet. Es handelt sich nicht selten um die Tragik eines abgelehnten Kindes, die in dieser initialen Inszenierung wiederholt wird, was manchmal zu einer für beide Seiten sehr schmerzlichen Re-Traumatisierung führen kann.

In beiden Beispielen wird deutlich, wie wichtig es für den Analytiker ist, seine eigenen destruktiven Impulse zu spüren und einen Zugang zu seinem eigenen Hass zu finden, damit er seine analytische Arbeit auf professionelle Weise durchführen kann. Nach meinem Eindruck wird gerade diese Dynamik in vielen analytischen Behandlungen nicht ausreichend bearbeitet, auch aufgrund der eigenen, ungelösten Aggressionskonflikte. Allerdings bin ich selbst sehr skeptisch gegenüber einer Technik, die früh und intensiv die aggressiven Impulse der Patienten interpretiert, vor allem wenn der entsprechende Kontext, in dem diese auftauchen, nicht berücksichtigt wird. Es geht mir hier mehr um das Wahrnehmen und die Verarbeitung eigener destruktiver Anteile, die bei zu starker Abwehr und Abspaltung ungünstige analytische Verläufe provozieren können.

Introjektive, masochistische oder sogar globale Identifizierung, defensive Verarbeitung eigener aggressiver Wünsche und aus unbewussten Schuldgefühlen entstandene illusionäre Wiedergutmachungswünsche stellen also wichtige Elemente für eine Entgleisung der Balance zwischen »persönlichem Pol« und »technischem Pol« dar. Es ist aber zu betonen, dass eine mögliche Entgleisung des In-der-Schwebe-Haltens der analytischen Position in die Richtung beider Pole gehen und dann zu einseitigen Polarisierungen führen kann, eine Entgleisung, die im Grunde auf einer Vermischung von persönlichen und technischen Konflikten beruht: Es kommt dann also zu einer Überbetonung entweder des »persönlichen Pols« oder des »technischen Pols«.

Ich möchte diese Überlegung am Beispiel einer zentralen Bipolarität, nämlich der von Schweigen und Sprechen, etwas näher ausführen. Dazu ist es notwendig, dass wir uns noch einmal die analytische Situation und die bipolare Struktur der analytischen Position bewusstmachen. Wie ich schon sagte, setzen wir ja gemäß der Betrachtung aus der konfliktdynamischen Perspektive unsere Patienten wie uns selbst einer Versuchungs- und Versagens-Situation aus: In der eher abwartenden, abstinenten, anonymen, neutralen und schweigenden Haltung, die je nach Struktur und Problematik des Patienten von diesem mehr als Abwesenheit und Verlassenheit oder aber als wohlwollende Präsenz, aber auch als Verführung und Versuchung erlebt werden kann, möchten wir bei unseren Patienten einen regressiven, träumerischen Zustand fördern, der schließlich zu einem Verstehen der pathogenen, verinnerlichten Beziehungsstrukturen, wie sie sich in der entfaltenden Übertragung manifestieren, führen und damit auch über die gewonnene Einsichtsfähigkeit eine Modifizierung dieser Beziehungsstrukturen bewirken kann. Übertragung, Widerstand, Inszenierung sind Ausdruck dieser Entwicklung und stellen gleichzeitig einen Widerstand gegen die notwendige Einsicht dar. Je mehr der Analysand mit solchen Widerständen, symptomatischen Reaktionen, Enactments etc. reagiert, umso mehr gerät auch der Analytiker unter Druck und überprüft seine technische Handhabung der Situation: Dies bezieht sich auf die Handhabung des Rahmens, an dem sich die häufigsten Konflikte entzünden – er überprüft seine eher passive, abwartende Haltung, und er stellt seine bisherigen Konzepte in Frage etc.

Am Beispiel des schweigenden und des sprechenden Analytikers, also des »abwesenden« und des »anwesenden« Analytikers, kann man diese Dynamik noch ein wenig vertiefen. Die Beziehung zwischen Schweigen und Sprechen des Analytikers – die für die psychoanalytische Situation so überaus charakteristisch ist und die sehr stark von der Person des Analytikers, der Problematik des Analysanden, ja sogar von der Kultur der analytischen Gesellschaft geprägt wird (siehe die Ausführungen von Green 2002) – kann man durchaus aus der Dynamik zwischen dem »technischen Pol« und dem »persönlichen Pol« verstehen: Aus technischer Sicht bedeutet das abwartende Schweigen des Analytikers eine Ermutigung zur freien Assoziation, die sich nur in einem bestimmten Setting entwickeln kann. Gleichzeitig ermöglicht das Schweigen die gleichschwebende Aufmerksamkeit des Analytikers, die ja auch eine Form von assoziativer Beobachtung und Selbstbeobachtung darstellt. Das Sprechen in Form von Deutungen – in dem der Analysand mit der Sichtweise des Analytikers konfrontiert wird – stellt in diesem Sinne eine Konfrontation, eine Durchbrechung dieser freien Assoziation dar. Schweigen und Reden des Analytikers sind also technische Maßnahmen, die einen wesentlichen Bestandteil der analytischen Situation und der analytischen Technik ausmachen.

Unweigerlich entzünden sich an diesen wesentlichen Funktionen die Konflikte mit dem Analysanden: Das Schweigen des Analytikers wird heimlich genossen oder aber angegriffen, indem Reaktionen provoziert werden und der Analytiker zum Reden gezwungen werden soll; das Sprechen wird als erregend, als kränkend, als unverständlich oder als sexuelle Verführung oder sogar als Übergriff erlebt. Vor allem aber wird das Schweigen oder das Sprechen entweder auf der konkreten Ebene (als Ausdruck der direkten Beziehung) unmittelbar als Abwesenheit oder Anwesenheit erlebt oder aber eben mehr auf der symbolischen Ebene in ihren verschiedenen unbewussten Bedeutungen, die dann auch zur Entfaltung einer psychoanalytischen Mikrowelt führen werden (Moser 2001). Je stärker der Analysand auf das Schweigen und Sprechen des Analytikers symptomatisch reagiert, je stärker er ins Agieren und Inszenieren gerät, umso mehr werden auch die Funktionen des Schweigens und Sprechens auf Seiten des Analytikers konflikthaft: Unweigerlich muss sich der Analytiker fragen, ob sein Schweigen der spezifischen Situation noch angemessen ist – als technischer Konflikt ergibt sich dann die Frage, ob beispielsweise sein Analysand das Schweigen nur auf einer konkreten Ebene als Abwesenheit erleben und nicht für die Eröffnung eines symbolischen Raums nutzen kann oder ob er selbst als Ausdruck von persönlichen Konflikten mit seinem Schweigen passiv-feminine, masochistische oder auch sadistische Impulse befriedigt. Und das Gleiche gilt auch für das Sprechen, das einerseits aus einer technischen Betrachtungsweise heraus als realer Kontakt und im Sinne einer Regulierung der direkten Beziehung oder als Deutung des symbolischen Beziehungsraumes verstanden werden kann, aber auch aus der eigenen Konfliktdynamik als orale Versorgung, anales oder phallisches Penetrieren, als anal-sadistisches Entwerten, als exhibitionistisches Posieren etc. unbewusst erlebt werden kann.

Man sieht also auch hier, dass die Dynamik von Schweigen und Sprechen selbst immer konflikthaft ist, und zwar sowohl aus technischer Sicht (hier gibt es immer schwierige Entscheidungen zwischen Abwarten und Deuten zu treffen) als auch aus persönlicher Sicht, wenn also die technischen Funktionen in die unbewusste Konfliktdynamik des Analytikers hineingeraten, es also wieder zu einer Verschmelzung zwischen den technischen und den persönlichen Konflikten kommt. Am eindrücklichsten ist dies in besonders schwierigen Behandlungsverläufen, in denen das Schweigen und/oder das Sprechen auf Seiten des Analytikers zunehmend angstvoll und schuldhaft erlebt werden. Besonders lehrreich sind Verläufe, in denen es zu einer sado-masochistischen Konstellation kommt, in der sowohl das Schweigen als auch das Sprechen als quälend und schuldhaft erlebt werden und schließlich das Gefühl einer ausweglosen Sackgasse entsteht, in der alles nur noch falsch gemacht werden kann.

Es erscheint nicht als sinnvoll, hier alle beschriebenen Bipolaritäten im Detail durchzugehen, da wohl der zentrale Gedanke deutlich geworden ist: Das In-der-Schwebe-Halten der verschiedenen Bipolaritäten ist immer konflikhaft und erfordert professionelle Entscheidungen, die sowohl technische als auch persönliche Komponenten haben; in der Regel kann man davon ausgehen, dass die Entscheidungen einem normalen Kompromiss entsprechen, der für den weiteren Gang der analytischen Arbeit förderlich ist. In ungünstigen Fällen kann es aber zu einem pathologischen Kompromiss kommen, der vor allem in einer Verschmelzung zwischen den technischen und den persönlichen Konflikten besteht und der im Ergebnis eine einseitige Polarisierung bedeutet: Die technische Handhabung wird dann von den persönlichen Konflikten des Analytikers dominiert, was entweder zu einem rigiden Festhalten an bestimmten, rationalisierten theoretischen Überzeugungen und an der analytischen Technik oder aber zu einer unreflektierten persönlichen Reaktion führt.

Wenn man sich noch einmal die zentrale Spannung zwischen

dem »technischen Pol« und dem »persönlichen Pol« in der von I. Z. Hoffman beschriebenen Form klarmacht, der ja in dem treffenden Titel seines letzten Buch von »Spontaneität und Ritual« spricht (Hoffman 1998), dann wird auch die zentrale Rolle der Angst, und vor allem auch der unbewussten Angst, deutlich: Das Ritual in Form von Rahmen, Setting und Methode schafft überhaupt erst die Voraussetzungen für die Spontaneität der freien Assoziation, das träumerische Denken, die unbewussten Inszenierungen und Rollenübernahmen. Es handelt sich um einen grundlegenden Widerspruch, der nicht auflösbar, sondern im Grunde nur mehr oder weniger realisierbar ist; auch die damit verbundenen Ungewissheiten und Unsicherheiten, die fehlende Kontrollierbarkeit und Machbarkeit können letztlich nicht überwunden, sondern können nur toleriert werden. Ich vermute, dass man sich als Analytiker der damit verbundenen Ängste bewusst werden muss, damit die unbewusste Angst nicht zu einer defensiven Einstellung führt, die dann die beschriebenen Verschmelzungen von »technischem Pol« und »persönlichem Pol« erleichtert und im Sinne von pathologischen Kompromissbildungen zu einseitigen Polarisierungen führt. Ich erinnere hier an die Beschreibung von Hoffer (1993; siehe auch S. 23), der ja von einer optimalen Spannung sprach, die als Ausdruck einer mehr oder weniger bewussten Angst vor der unvermeidlichen Widersprüchlichkeit der analytischen Situation und analytischen Beziehung bestehe. Wenn man sich also immer wieder klarmacht, dass Ritual und Spontaneität zu einer lebendigen analytischen Arbeit gehören und dass damit aber Spannung und Angst wegen der damit verknüpften Ungewissheiten unvermeidlich sind, dann ist die Gefahr auch geringer, dass Spontaneität und Ritual zu stark in den persönlichen Konfliktbereich geraten: Wenn sich etwa eine zu große Angst vor spontanen Gefühlen, Einfällen und Reaktionen entwickelt, kann daraus kompensatorisch eine rigide Handhabung der analytischen Situation resultieren; diese Handhabung wird dann »technisch« rationalisiert, basiert aber letztlich auf einer konflikthaften Hemmung eigener emotionaler Spontaneität. Aber es können sich auch Angst und Schuldgefühl vor einer konsequenten Handhabung von Rahmen, Setting und methodischem Verfahren entwickeln, so dass weniger ein spontanes, als ein impulsives, persönliches Reagieren erfolgt, das für eine förderliche analytische Arbeit in der Regel als nicht geeignet erscheint.

Ich habe hier also noch einmal zu konkretisieren und zu präzisieren versucht, dass das In-der-Schwebe-Halten der multiplen, oszillierenden Bipolaritäten der analytischen Position als eine der zentralen Funktionen des Analytikers zu betrachten ist; als eine Voraussetzung für diese Funktion habe ich die selbstreflexive Fähigkeit in Form des »Inneren Analytikers« beschrieben, die vor allem darin besteht, die eigenen konflikhaften Beiträge zur Beobachtung, Wahrnehmung, Strukturierung und Deutung, also zur »technischen Position«, zu überdenken und zu reflektieren. In diesem Sinne wäre also die Funktion des »Inneren Analytikers« gerade darin zu sehen, dass die eigenen Ängste, Schuld- und Schamgefühle gespürt, erkannt und in ihrer Bedeutung und Auswirkung verstanden werden, und das heißt vor allem, dass sie in ihrer Wirkung auf die technische Handhabung der analytischen Arbeit erkannt werden.

Betrachtet man die beschriebenen Funktionen des »Inneren Analytikers« aus der konflikttheoretischen Sicht etwas genauer, dann kann man folgende Überlegungen formulieren: Der reflexive Modus des Denkens und Handelns stellt einerseits einen Schutz gegenüber den Ängsten der analytischen Position dar, weil er es ermöglicht, die auftauchenden Ängste wahrzunehmen und zu binden; vor allem stellt er einen Schutz gegenüber den unbewusst bleibenden Ängsten vor der grundlegenden Ambiguität der analytischen Position dar und schützt damit vor einer konflikthaften Vermeidung von förderlicher Spontaneität und notwendigem Ritual. Andererseits kann aber der selbstreflexive Modus selbst wieder zur Quelle von Ängsten werden, die sich auf die assoziative Selbstbeobachtung des Analytikers beziehen, etwa wenn konflikthafte Wünsche und Phantasien auftauchen und wahrgenommen werden, die in der professionellen Situation als nicht angemessen betrachtet werden (also beispielsweise meine unterdrückte Wut auf den mich attackierenden Patient). Auch hier muss man wohl wieder von einem grundlegenden Kompromiss ausgehen, der ein dynamisches Gleichgewicht zwischen dem Wunsch, die eigene Subjektivität zu erkennen, und der damit verbundenen Angst, diese Subjektivität könne die analytische Aufgabe und technische Handhabung behindern, herzustellen versucht.

Daher lassen sich im Zusammenhang mit der Aktivität des »Inneren Analytikers« – die zum einen darin besteht, die selbstreflexiven Funktionen konsequent auszuüben, und zum andern darin, gleichzeitig anzuerkennen, dass diese Funktionen nur in einer bestimmten »interaktiven Matrix« wirksam sein können – zwei polare Ängste beschreiben. Es muss dem Analytiker einerseits ja möglich sein, wenn er seinem Patienten zuhört in einen quasi-träumenden Zustand zu geraten, in dem er sich mit der Aktivierung des introspektiv-empathischen Pols seinen eigenen Phantasien und Träumereien überlässt und damit seinen Patienten erst einmal alleine lässt oder sogar vergisst, ohne dabei von depressiven Ängsten überfallen zu werden; nach meiner Auffassung formuliert dies Quinodoz in besonders eindrücklicher Weise:

> »Wie können wir es wagen, unseren Gegenübertragungsgefühlen zuzuhören, ohne diejenigen, die uns als negativ erscheinen, zu zensieren? Wie können wir es wagen, Patienten anzunehmen, deren Ängste und Schwierigkeiten uns an unsere eigenen erinnern? Wie können wir es wagen – wenn auch nur für einen Moment –, bestimmte Welten zu betreten, die uns als völlig verrückt erscheinen …? Diese Kühnheit ist nur möglich, wenn wir nicht nur die Begrenzungen der Psychoanalyse, sondern auch unsere eigenen akzeptieren können. Dies impliziert, unabhängig von dem Stadium, das wir in unserer professionellen Entwicklung erreicht haben, die Anerkennung nicht nur unserer Erfolge, sondern auch unserer Misserfolge, damit wir aus ihnen lernen können; es erfordert aber auch den Mut, diese mit unseren Kollegen zu diskutieren

und, im Fall der Supervisoren, unsere Erfahrungen – einschließlich der negativen – mit Kandidaten zu teilen« (Quinodoz et al. 2006, S. 345).

Aber andererseits kann es gleichzeitig auch Ängste vor Abhängigkeit mobilisieren, wenn man sich klarmacht, dass die eigenen inneren selbstreflexiven Funktionen von einem gewissen Maß an Kooperation, Einfühlung, Bezogenheit und emotionaler Besetzung durch den Patienten abhängig sind. Diesen Punkt berührt Quinodoz in ihrer Formulierung, dass es vor allem auch darauf ankomme, die allgemeinen Begrenzungen der Psychoanalyse und die individuellen Grenzen des Analytikers zu tolerieren und anzuerkennen.

Schließlich lässt sich im Kontext des »Inneren Analytikers« noch eine spezifische Angst postulieren, die nämlich als Angst vor dem Verlust der selbstreflexiven Funktion zu beschreiben wäre. Diese Angst kann bedeutsam sein, stellt doch die reflexive Funktion – neben den Theorien – als ein gutes inneres Objekt den zentralen Halt in einem oft hochaffektiven Beziehungsgeschehen dar. Diese Angst vor dem Verlust erscheint nicht grundsätzlich als irrational, sind doch die jeweiligen Funktionen des »Inneren Analytikers«, also der introspektiv-empathische Pol, der kognitiv-reflexive Pol und der kommunikative Pol selbst, u.a. kompromisshaft gebildet und damit aus inneren Gründen, aber auch aus dem jeweils aktuellen Beziehungsgeschehen heraus nicht grundsätzlich verfügbar und damit eben auch störanfällig. Ich vermute, dass wir als Analytiker diese Störungen oder gar den Zusammenbruch der selbstreflexiven Funktion, wie er sich manchmal bei den von mir schon angesprochenen analytischen Katastrophen tatsächlich ereignet, besonders fürchten. Oft stehen diese Einbrüche mit schwierigen Übertragungen und Gegenübertragungen in Verbindung, was noch einmal deutlich macht, dass die innere Arbeitsweise des Analytikers nur in einer interaktiven Matrix möglich ist, in der auch, wie schon eben erwähnt, einige unverzichtbare Bedürfnisse und Wünsche des Analytikers Berücksichtigung finden müssen.

Nicht zuletzt wegen der Befürchtung von katastrophischen Entwicklungen der analytischen Situation stellen die unvermeidlichen problematischen Situationen in Form von Störungen des Kontakts, des Verstehens und unbewussten Inszenierungen wohl immer eine konflikthafte Konstellation für den Analytiker dar, die auch mit spezifischen Ängsten assoziiert ist. Gerade diese problematischen Situationen bedeuten für das Kompetenzgefühl des Analytikers oft eine starke Frustration, eine Frustration, die sich mit inneren unbewussten Konfliktmustern aufladen kann und dann masochistisch als Versagen, Schuld und Kastration interpretiert oder aber projektiv abgewehrt wird, indem diese Gefühle in den Patienten projiziert werden. Zentral sind ja die Gefühle der Hilflosigkeit, der Ratlosigkeit und Ohnmacht, ja in manchen Momenten der Ausweglosigkeit (Aporie), Gefühle, die auch immer eine Kränkung des Selbstgefühls darstellen (siehe auch Schneider 2006). Daher kann sich eine grundlegende Angst vor diesen problematischen Situationen entwickeln, die dann mit technischen Modifikationen beispielsweise rationalisiert wird. Es ist nicht leicht, sich immer wieder klarzumachen, dass die problematischen Situationen der analytischen Situation und der analytischen Arbeitsweise inhärent sind und dass die Transformation der problematischen Situationen, wie ich sie in der multiplen Bifokalität beschrieben habe, im Grunde den Kern der analytischen Tätigkeit ausmacht. Wiederum haben wir hier ein fundamentales Paradox berührt, das nämlich darin besteht, dass wir bereit sein müssen, diese Störungen auf uns zu nehmen, ohne sie allerdings bewusst und willentlich herbeiführen zu wollen und zu können. Dies hat Treurniet (1996) in seiner wichtigen Arbeit vor einigen Jahren so überzeugend herausgearbeitet. Hierzu noch einmal eine kurze klinische Illustration:

In einer schwierigen, wenn auch im Prinzip progressiven analytischen Arbeit kam es immer wieder zu affektiv hoch aufgeladenen Inszenierungen, die vor allem von Enttäuschungsgefühlen des Analysanden geprägt waren: Aus oft nicht als sehr bedeutsam erscheinenden Anlässen – einem etwas zu langen Schweigen beispielsweise oder aber auch im Zusammenhang mit bevorstehenden Trennungen und Unterbrechungen – begann der Patient den Analytiker anzugreifen, der dann manchmal auch überreagierte, etwas zu schnell mit Schuldgefühlen antwortete, zumal der Patient dann die ganze Analyse und gemeinsame Arbeit in Frage stellte. Der Analytiker reagierte dann manchmal mit einer Mischung aus Ärger, Gegenvorwurf, Schuldgefühl und Rechtfertigung, so dass seine Antworten dann gelegentlich moralisierend, beschwichtigend etc. ausfielen, wodurch er auf seine Weise zu dieser Inszenierung beitrug oder sie sogar noch intensivierte. Im Laufe der langen Analyse entwickelte sich sowohl beim Patienten als auch in gewisser Weise beim Analytiker eine Angst vor diesen Inszenierungen, zumal Letzterer das damit verbundene Leiden des Patienten bedauerte, aber auch selbst das Erleiden dieser problematischen Situationen als ausgesprochen unlustvoll empfand. Immer wieder musste das analytische Paar die Erfahrung durcharbeiten, dass diese Form der problematischen Situationen als Inszenierung offenbar nicht zu vermeiden war, da nämlich immer mehr zu erkennen war, dass die Vermeidung dann zu unfruchtbaren und affektleeren Stunden führte. Immer wieder ging es um die Einsicht, dass der drohende Kontaktabbruch durch die Unterbrechung oder auch durch das als zu lange erlebte Schweigen des Analytikers nur durch einen aggressiven, intrusiven Kontaktversuch von Seiten des Analysanden bewältigt werden konnte.

Alle diese Überlegungen und kurzen klinischen Illustrationen haben hoffentlich deutlich gemacht, dass unbewusste und bewusste Ängste des Analytikers in seiner seelischen Arbeit eine wesentliche Rolle spielen und dass der hier besprochene konfliktdynamische Gesichtspunkt für ein Verständnis dieser Problematik ausgesprochen hilfreich ist.

Im folgenden Unterkapitel möchte ich mich der gleichen Problematik aus einer anderen Perspektive zuwenden, die das eben Besprochene nicht aufhebt, sondern ergänzen und vertiefen wird.

4. Die Bedeutung des »Spiel- und Freiraums«, oder: Der »verletzte« Analytiker

In diesem Unterkapitel möchte ich die Angst des Analytikers aus der Klein-Bion-Perspektive und im Hinblick auf die von Rey (1994) beschriebene agoraphobe-klaustrophobe Dynamik etwas näher betrachten. In dieser Perspektive werden stärker die innere Welt mit ihren inneren Objekten in ihrer Beziehung untereinander, die Bedeutung der intrapsychischen unbewussten Phantasien, vor allem aber auch die Rolle der unbewussten, affektiven Kommunikation, wie sie vor allem in Form der normalen und pathologischen projektiven Identifizierung beschrieben wird, beachtet und konzipiert.[3] Insbesondere die von Bion dargestellte Rolle des Analytikers in seiner Container-Funktion bekommt einen zentralen Stellenwert im Verständnis der analytischen Situation und der analytischen Beziehung. Der Analytiker stellt danach mit seiner Person und dem Setting der analytischen Situation einen inneren und äußeren Raum zur Verfügung, in den die abgespaltenen Selbstanteile und die »unverdauten«, nicht geträumten oder nicht träumbaren emotionalen Erfahrungen aufgenommen und in dem sie verarbeitet und in Gedanken umgewandelt werden können. Spielt im konflikttheoretischen Ansatz die Konzeption des dynamischen Unbewussten auch in der technischen Einstellung des Analytikers die entscheidende Rolle, so ist es im Klein-Bion-Ansatz die Rolle des emotionalen Unbewussten, die für die psychische Arbeit des analytischen Paares den entscheidenden Faktor darstellt (De Masi 2003; Zwiebel 2007, i.Vb.). Der Analytiker

3 Ich erhebe hier nicht den Anspruch, die sehr komplexen und einflussreichen Theorien und klinischen Auffassungen der Psychoanalyse nach Klein, Bion und vielen anderen Autoren zusammenzufassen; es handelt sich in diesem Abschnitt fraglos um eine eher fragmentarische Fokussierung, die aber für die Beschreibung der phobischen Position förderlich erscheint.

stellt seine eigene innere Welt als seelischen Raum zum Träumen im Sinne des psychischen »Verdauens« zur Verfügung, in der Hoffnung, dass der Analysand diese Funktion introjizieren kann und sie als »gutes, inneres Objekt« in seiner inneren Welt zu etablieren vermag. Bei nicht wenigen Patienten schafft erst dieser Prozess die Möglichkeit, auch die Konflikte aus dem dynamischen Unbewussten zu verarbeiten und durchzuarbeiten. Auf das von Rey beschriebene agoraphobe-klaustrophobe Dilemma habe ich schon verwiesen.

Die Begegnung zwischen Selbst und Objekt ist in dieser Vorstellung von den polaren agoraphoben und klaustrophoben Ängsten – nämlich fallen gelassen zu werden oder fallen zu lassen bzw. eingeschlossen, vereinnahmt zu werden oder zu vereinnahmen – geprägt. Spitzt sich diese Dynamik bei einer »frühen Pathologie« zu, spricht Rey (1994) von einem agoraphoben-klaustrophoben Dilemma, in dem der Verlust des Selbsts oder der Identität sowohl durch die eindringende und okkupierende Präsenz als auch durch die Abwesenheit des Objekts droht: Sowohl die Annäherung als auch die Entfernung lösen also tiefe Ängste aus, und es scheint keinen dritten Ort für das Subjekt außerhalb einer komplementären Subjekt-Objekt-Beziehung zu geben. Auch diese Dynamik ist mit einer räumlichen, körperlichen Vorstellung verbunden: Das Eingeschlossen-Sein ist ebenso wie der Verlust des Raumes oder des Körpers mit katastrophischen Ängsten assoziiert.

Es wird im Folgenden zu zeigen sein, ob das von mir vorgeschlagene Modell der inneren Arbeitsweise des Analytikers auch eine Raumvorstellung impliziert, die für die Entwicklung der analytischen Situation als wesentlich angesehen wird: Das Oszillieren der bipolaren analytischen Position mit dem In-der-Schwebe-Halten der verschiedenen Aufgaben und Funktionen wird durch die seelische Arbeit des Analytikers und vor allem durch den reflexiven Modus des Denkens im Sinne des »Inneren Analytikers« zu einem inneren, mehrdimensionalen Raum aufgespannt, in dem das emotionale Erleben und die gegenseitige Bezogenheit von

Analysand und Analytikers einschließlich der konflikthaften Beziehungsmuster und der sich daraus entwickelnden »problematischen Situationen« repräsentiert und verarbeitet werden können – im Kern geht es um die Entfaltung eines intersubjektiven Raums, der für das analytische Paar einen größeren »Spiel- und Freiraum« ermöglichen soll. Die besondere Wirkung einer pathologischen projektiven Identifizierung auf den Analytiker und seine damit verbundenen Schwierigkeiten, seinen eigenen psychischen Raum aufrechtzuerhalten, beruhen ja gerade auf dem Erleben eines Zwangs und einer Kontrolle, der man sich praktisch nicht entziehen kann; dies ist in den letzten Jahren vielfach in der Literatur diskutiert worden.

Die einzelnen Komponenten, die zur Entwicklung, aber auch zur Gefährdung, bis hin zum Kollaps des seelischen Raums (als Ausdruck eines Verlusts des »Spiel- und Freiraums«), beim Analytiker führen, werden aber oft nicht umfassend und ausreichend diskutiert: Die Wirkung der analytischen Situation auf den Analytiker, seine eigene, situative strukturell-konflikhafte innere Verfassung – also etwa seine wechselnde Fähigkeit zum träumerischen Denken –, der Einfluss der Beziehungsmuster seines Analysanden und die Art, wie er durch diesen behandelt wird, auf seine Verstehensfunktionen und die eigene Angewiesenheit auf eine »interaktive Matrix«, in der ein gewisses Maß von Spiegelung, Einfühlung und Bezogenheit auch von Seiten des Analysanden zur Aufrechterhaltung des seelischen Raums notwendig ist: dies alles sind Komponenten, die auch eine gewisse Rolle vor allem in der unbewussten, affektiven Kommunikation zwischen Analysand und Analytiker spielen, die dann als ein intersubjektiver Raum verstanden werden kann, in dem die unbewusste Wirklichkeit in symbolischer Form oder als psychoanalytische Mikrowelt (Moser 2001) verstehbar wird. Im Folgenden möchte ich diese Komponenten in Bezug auf die beschriebene innere Arbeitsweise des Analytikers etwas genauer diskutieren und auch an einigen klinischen Illustrationen zu verdeutlichen versuchen.

Die beschriebene multiple Bipolarität der analytischen Position bedeutet zunächst einmal, aus der Sicht des psychischen Raums des Analytikers, eine grundlegende Offenheit, nämlich sich der inneren Welt eines anderen Menschen zu öffnen und diesem die eigene innere Welt zur Verfügung zu stellen; aus dieser Perspektive besteht diese eigene innere Welt nicht primär aus dem fachlichen Wissen, sondern vor allem aus der eigenen unbewussten Emotionalität, die sich in Form von verinnerlichten Objektbeziehungen manifestiert. Die Bipolarität beinhaltet die Bereitschaft zur Regression, zum träumerischen Denken, zum Miterleben, zur Einfühlung in eine andere, fremde seelische Welt und damit die Bereitschaft, sich auf eine emotionale Beziehung mit einem Anderen einzulassen. Wie ich gleich noch am Beispiel einer Arbeit von Symington besprechen werde, könnte man hier auch von einem »kontemplativen Akt« sprechen, der als absolut fundamental für die Entwicklung von seelischer Gesundheit angesehen wird. Dazu gehört auch eine psychische Durchlässigkeit, eine Bereitschaft, sich seelisch »anstecken« oder infizieren zu lassen, also eine Form von seelischer Resonanz zuzulassen, die in Begriffen der Identifizierung oder der Rollenübernahme konkretisiert wird. Gleichzeitig damit ist aber als unverzichtbarer Bestanteil der analytischen Professionalität immer auch eine Gegenbewegung notwendig, die als Abstandnahme, Abgrenzung und Distanzierung beschrieben wird. Der eigene seelische Raum steht also nicht unbegrenzt dem Anderen zur Verfügung, sondern findet an bestimmten Inhalten, an der inneren Kapazität des Analytikers und natürlich auch am Ende jeder Stunde eine Grenze.

Die Komponenten, die auf Seiten des Analytikers seinen seelischen Raum etablieren, sind vielleicht folgendermaßen zu formulieren: Offenheit und Begrenzung, Durchlässigkeit und Abdichtung, seelische Resonanz und Distanzierung, Beweglichkeit und Festlegung, Komplexität und Fokalität, Einlassen und Abstandnahme. Wie ich schon mehrfach vermutet habe, kann man aber nicht davon ausgehen, dass dieser seelische Raum willkürlich herstellbar ist; er wird sich mehr oder weniger spontan und unwillkürlich entwickeln oder auch nicht, auch wenn der Analytiker aufgrund seiner persönlichen und professionellen Entwicklung grundsätzlich über das Potential zur Generierung dieses psychischen Raums verfügen sollte. Dieser ist also nicht permanent verfügbar, sondern muss immer wieder neu in einer dafür förderlichen »interaktiven Matrix« generiert werden. Dies schließt allerdings nicht aus, dass man als Analytiker von Stunde zu Stunde mit seinen Analysanden die Intention entwickelt, sich mit seinem seelischen Raum zur Verfügung zu stellen, also die grundlegende Bereitschaft entwickelt, diesen inneren Raum in der Stunde zuzulassen, allerdings ohne die Gewissheit haben zu können, dass sich dieser auch wirklich aktualisiert.

Als Beispiel für diese Intention und die potentielle Realisierung bzw. Nicht-Realisierung erwähne ich einige typische Anfänge von Stunden:

Der Analysand beginnt die Stunde mit einer ausführlichen Traumerzählung, und der Analytiker bemerkt, dass er große Mühe hat, sich die Bilder des Traums vorzustellen, mit ihnen mitzugehen, er erkennt vielmehr, dass er von seinen eigenen Einfällen, Gedanken und Sorgen sehr stark abgelenkt wird; kurze Zeit später mag er bemerken, dass er sich an den Traum überhaupt nicht mehr erinnern kann. In einer anderen Situation erkennt er, dass er sich bereits nach kurzer Zeit von den Erzählungen, Einfällen und Affekten des Analysanden überflutet fühlt, in einen diffusen und chaotischen Zustand gerät, in dem er weder dem Erleben des Analysanden noch dem eigenen Erleben eine Struktur und Konsistenz verleihen kann. Noch schwieriger gestaltet sich die Situation, wenn der Analytiker schon vor dem Eintreten des Analysanden ein Widerstreben bemerkt und einen Impuls verspürt, den Beginn der Sitzung hinauszuzögern, oder sich schon in Gedanken am Ende der Stunde fühlt; hier wird also ein besonders starker Widerstand gegenüber der Intention, den eigenen psychischen Raum dem Anderen zur Verfügung zu stellen, erkennbar. Eine andere Situation ist sicherlich auch nicht untypisch: Nach anfänglich entspanntem und offenem Zuhören beginnt sich eine lähmende Müdigkeit einzuschleichen, die als kaum kontrollierbar erscheint; das Zuhören wird nur noch mit größter

Mühe realisiert, die eigene innere Welt wird dumpf, leer und zäh, es entsteht also ein insgesamt sehr unbehaglicher und unlustvoller Zustand. Eine noch andere Situation mag sich entwickeln, wenn der Analysand den Analytiker mit heftigen Vorwürfen, Wutanfällen, monströsen Phantasien oder paranoiden Vorstellungen quält, die repetitiv und eindringend vorgebracht werden und die in ihrer Gesamtheit eine destruierende Wirkung auf das Denken und Erleben des Analytikers haben; es ist, als würde der innere Raum immer enger, was sich auch körperlich als beklemmende Atemnot oder und als ein Gefühl des Gefesselt-Seins manifestieren kann.

Unabhängig von den Bedingungen einer solchen Entwicklung – Faktoren auf Seiten des Analysanden und auf Seiten des Analytikers wären hier detaillierter von Fall zu Fall zu besprechen – kann man erst einmal beschreiben, dass es sich bei den Beispielen um Abweichungen von einem als ideal vorgestellten inneren Raum handelt, der fließt und trotzdem als konturiert erscheint, der sich lebendig, licht, leicht und schwebend anfühlt und mit Bildern und Phantasien durchlüftet ist. Jene Räume aus dem Fallbeispiel sind dagegen eng, dunkel, starr, manchmal leer, quälend und schwer, dumpf und konturlos, der zentrale Affekt ist ein eher diffuses Unbehagen oder eine lastende Spannung. Es ist so, als würden die seelischen Besetzungen abgezogen, und eine schwer erträgliche Bedeutungsleere oder eine eindringende Überflutung entsteht, auch dies Bedeutung verhindernd.

Selbst wenn solche Erfahrungen nur in bestimmten Behandlungen auftreten, kann man wohl davon ausgehen, dass sie von Analytikern in manchen Behandlungen immer wieder gemacht werden. Das Unbehagen besteht vor allem darin, dass diese affektiven Zustände als aufgezwungen, ungewollt und zuerst einmal als unkontrollierbar erlebt werden; sie verlangen eine doch teilweise erhebliche seelische Anstrengung, um ihnen doch noch einen Sinn und eine Bedeutung abzuringen. Diese Anstrengung scheint manchmal fast übermenschlich schwer zu sein, weil man ja davon auszugehen hat, dass die seelischen Funktionen, die einen idealen, inneren analytischen Raum bereitstellen, die Verfügbarkeit des emotionalen Unbewussten mit seiner Bereitschaft zum träumerischen Denken und die Verringerung der Verdrängungsschranke gegenüber dem dynamischen Unbewussten ja gerade durch destruktive Impulse und eine aktive »Negativität« in der sich entwickelnden analytischen Situation angegriffen und beeinträchtigt sind. Ich selbst kann dann in solchen Situationen einen Hang zur Entwicklung von Größenphantasien entdecken, etwa mit dem Bild eines sich selbst aus dem Sumpf ziehenden Münchhausen verbunden, die als Ausdruck einer kompensatorischen Omnipotenz gegenüber der als quälend erlebten Hilflosigkeit zu verstehen sind (in den Größenphantasien tauchen für einen selbst nicht realisierbare Höchstleistungen auf).

Es ist meine These, dass es aufgrund der eigenen persönlichen und analytischen Entwicklung eine Angst vor dem Versagen der für die seelische Arbeit des Analytikers so wichtigen Container-Funktion gibt, die sich entweder mehr als Angst vor einer zu großen Durchlässigkeit der notwendigen psychischen Grenzen des eigenen inneren Raums darstellt (bis hin zum »Aufweichen« oder dem Verlust der psychischen Grenzen) oder aber als Angst vor einer zu massiven, rigiden Panzerung und Verdickung der seelischen Grenzen, so dass ein hermetischer innerer Raum entstünde, von dem der Analysand ausgeschlossen bliebe, allerdings nur auf Kosten der eigenen, inneren Lebendigkeit des Analytikers. In beiden Fällen entwickelt sich kein intersubjektiver Raum, vorherrschend sind die bedrohlichen affektiven Vorstellungen der Vereinnahmung oder aber des Ausgeschlossen-Seins und der Verlassenheit, und Nicht-Verstehen dominiert. Daher kann man für die analytische Position postulieren, dass man als Analytiker auch ein Gewahrsein des eigenen, seelischen Raums entwickeln muss, wozu die entsprechenden Ängste eine Art Signalfunktion bekommen können.

Als positiv besetzte Orientierung hat sich für mich das Bild des »Spiel- und Freiraums« bewährt, mit dessen Hilfe ich den so wichtigen intersubjektiven Raum als Möglichkeitsraum im Sinne von Winnicott abzutasten versuche (Winnicott 1990); das Gewahrsein der Angst vor der Störung oder auch vor einem Kollaps dieses Raums erleichtert das Wahrnehmen und dann auch ein mögliches Korrigieren der Einschränkungen dieses »Spiel- und Freiraums«. Als sicherlich nicht förderlich kann das Übergehen und Überspielen dieser Ängste betrachtet werden, weil dann die Angriffe auf den seelischen Raum, die entweder von außen oder auch von innen kommen können, nicht erkannt werden und ausschließlich in Szene gesetzt werden. Die resultierende phobische Position besteht dann in der Auflösung oder aber der Verdichtung der psychischen Grenzen. Zum wiederholten Male muss ich hier auf die reflexiven Funktionen hinweisen, die es dem Analytiker ermöglichen, die genannten Ängste, die einen Angriff auf den analytischen Raum bewirken, wahrzunehmen und stärker die Interaktionsdynamik des analytischen Paares zu beobachten. Im Grunde handelt es sich ja bei dieser Beschreibung des gestörten oder sogar kollabierten seelischen Raums um besonders gravierende »problematische Situationen«, in denen der Kontakt und das Verstehen angegriffen sind und in der Regel eine unbewusste, oft nicht-symbolisierte Beziehungssequenz inszeniert oder aktualisiert wird. Die von mir schon mehrfach beschriebene und als so besonders wichtig betonte multiple Bifokalität kommt hier zu ihrer vollen Bedeutung: Vor allem geht es dann um die Reetablierung des eigenen psychischen Raums, der eigenen Subjektivität und damit vor allem um den Mut, das eigenen Erleben für einen Moment in den Vordergrund zu stellen, es wirklich ernst zu nehmen und notfalls auch den Analysanden mit seiner eigenen Subjektivität zu konfrontieren. Wie ich gleich noch einmal deutlicher beschreiben werde, geht es vor allem um eine Selbstbehauptung des Analytikers unter den besonderen Bedingungen der analytischen Situation.

Wiederum zur klinischen Illustration einige Beispiele, die das bisher Gesagte konkretisieren können:

Es ist eine immer wieder schwierige Frage, wie man technisch mit quälenden und zwingenden Müdigkeitsreaktionen umgehen kann. Diese werden ja gerade deshalb auch oft als so unbehaglich empfunden, weil sie einen Verlust des »Spiel- und Freiraums« signalisieren. In einer spezifischen Stunde gelang es dem Analytiker, den Konflikt zwischen Schlafimpuls und Arbeitsimpuls in der Schwebe zu halten und genau auf die Beziehungsdynamik und vor allem auf die Art und Weise zu achten, wie der Analysand den Analytiker behandelte; er konnte ihm dann das Folgende sagen: »Mir fällt auf, dass Sie mit mir in einer Art und Weise sprechen, als wäre ich gar nicht wirklich anwesend, nicht wirklich an Ihnen interessiert und aufnahmebereit, ja, als wäre ich womöglich mit ganz anderen Dingen beschäftigt, die mit Ihnen gar nichts zu tun haben«. Diese Deutung wurde zwar zuerst mit Protest und als eine Form von Kritik aufgenommen, sie veränderte jedoch eindrucksvoll den Kontakt und förderte Erinnerungen und Phantasien zutage, die tatsächlich den Eindruck verstärkten, dass es sich hier auf Seiten des Patienten um eine unbewusste Inszenierung einer sehr frühen Objektbeziehung handelte. Hier gelang es also, den durch die Müdigkeitsreaktion bedrohten inneren Raum wiederherzustellen: Ein entscheidender Schritt ist sowohl die Wahrnehmung, dass es sich bei einer solchen Reaktion auch um eine Veränderung des seelischen Raums handelt, als auch die Überwindung einer schuldhaften Reaktion und der Versuch, die symptomatische Reaktion als Ausdruck eines intersubjektiven Geschehens zu verstehen und zu interpretieren.

In einem anderen Fall spielte das schriftliche Nacharbeiten eine sehr wesentliche Rolle: Auch hier kam es auf Seiten des Analytikers immer wieder zu starken Müdigkeitsreaktionen, die manchmal in der Stunde, aber manchmal auch erst nachträglich beim Protokollieren verarbeitet werden konnten. In einer besonders schwierigen Sitzung war der innere »Spiel- und Freiraum« völlig verloren gegangen, es herrschten Lähmung, Müdigkeit, innere Leere, ja sogar verzweifelte Wut; der Analytiker hatte den Eindruck, dass er nichts gehört, nichts verstanden, nichts behalten hätte. Als er sich zum Notieren der Sitzung an den Schreibtisch setzte, war dieser quälende Zustand jedoch sofort verflogen, er begann sich wieder an den Ablauf der Stunde zu erinnern, an die Bemerkungen des Patienten, an seine eigenen Gefühle, sogar an einen wichtigen Traum über den Patienten, den er selbst vor einiger Zeit gehabt hatte. Er entwickelte die These, dass er sich im unmittelbaren Kontakt mit dem Patienten mit einem abwesenden, inneren Objekt des Patienten identifiziert hatte und daher als Ausdruck dieser Identifikation seinen seelischen Raum verloren hatte, den er aber gleich nach der Stunde wiederaufrichten konnte, was er wiederum als Hinweis verstand, dass es sich hier tatsächlich um die unbewusste Inszenierung einer wahrscheinlich frühen, nonverbalen Objektbeziehung handelte. Diese Überlegung bezog der Analytiker auf eine bereits erarbeitete Hypothese über die frühe Beziehung des Analysanden zur Mutter, eine Hypothese, die dann in der folgenden Stunde gemeinsam mit dem Patienten besprochen werden konnte, was die weitere Arbeit förderlich gestaltete.

Als eine besonders dramatische Entwicklung muss man entgleisende analytische Verläufe betrachten, in denen es zu einer analytischen Katastrophe kommt, über die ich schon gesprochen habe.

Als ein Beispiel erwähne ich einen Verlauf, in dem es nach einer längeren, schwierigen analytischen Arbeit zu einem überraschenden Umschlagen der Dynamik kam, die Patientin nur noch voller Verzweiflung, Wut und Entwertung den Analytiker attackierte und ihm seine ganzen Fehler der vergangenen Jahre vorwarf und ihn als absolut unfähig, inkompetent und gestört angriff. In ihrer repetitiven Aufzählung ihrer »schwarzen Liste« entdeckte der Analytiker manch treffende Beschreibung; auch wenn er manchen Fehler einräumte, gleichzeitig aber die jetzt so negative Entwicklung in einen Zusammenhang zu stellen versuchte (etwas als Ausdruck enttäuschter Erwartungen oder aber auch als deutlich erkennbare Wiederholungsmuster der Vergangenheit), gelang es immer weniger, einen Raum des gemeinsamen Verstehens wiederherzustellen. Der Analytiker wurde immer verzweifelter, hatte schlaflose Nächte, in denen er grübelnd über die Stunden nachdachte, für einen Moment hilfreiche Einsichten und Deutungen formulieren konnte, die jedoch in der Anwesenheit der Patientin wie Luftblasen zerplatzten. Auch die Gespräche mit Kollegen und die Supervision konnten nicht wirklich helfen: Es hatte sich eine Dynamik entwickelt, in der die Patientin fast erfolgreich eine Rollenumkehr inszenierte und in der sie den Analytiker schonungslos »analysierte«; dem war der Analytiker wehrlos ausgesetzt.

Man kann in diesem Fall wirklich von einer Art Re-Traumatisierung sprechen, die schließlich nur durch einen Abbruch der Behandlung unterbrochen werden konnte. Es handelte sich hier um einen Verlauf, den ich an anderer Stelle als »analytische Katastrophe« bezeichnet habe: Das analytische Paar kam hier schwer verletzt aus dieser Behandlung heraus, und auch auf Seiten des Analytikers entstanden große Zweifel, ob er seiner Tätigkeit noch gewachsen war. Der Kern dieser Erfahrung bestand nach meiner Ansicht darin, dass es ihm in der Zuspitzung dieser Arbeit nicht mehr gelang, kontinuierlich einen seelischen Raum aufrechtzuerhalten, dass dieser psychische Raum kollabierte und als Ausdruck davon seine Verarbeitungsfunktionen, das träumerische, reflexive und verstehende Denken, nicht mehr verfügbar waren: Der »kontemplative Raum« war zerstört und nicht wiederherstellbar.

Nach meiner Erfahrung machen nicht wenige Analytiker in ihrer langjährigen Praxis immer wieder ähnliche Erfahrungen, selbst wenn sie nicht so massiv und dramatisch wie in diesem Fall sein mögen.

Es wird zu wenig diskutiert, welche Auswirkungen solche problematischen, wenn nicht sogar traumatischen Erfahrungen auf die weitere Entwicklung der inneren Arbeitsweise des Analytikers haben, auf die so wichtigen Funktionen der analytischen Position, des »Inneren Analytikers« und der multiplen Bifokalität zur Umwandlung von »problematischen Situationen«. Man kann sich vorstellen, dass es zum einen Versuche gibt, diese Erfahrungen in der eigenen Analyse, in der Selbstanalyse und in der theoretischen Beschäftigung zu verarbeiten und nachzuarbeiten; im günstigen Fall entstehen dann neue Einsichten, die sich auf die eigene persönliche Problematik (der eigene Beitrag zu einer solchen Entwicklung wird besser verstanden), auf die Problematik der Analysanden, aber auch auf die technische Handhabung der analytischen Situation beziehen; in diesem Fall lernt der Analytiker aus seiner Erfahrung und entwickelt damit seine analytische Professionalität immer ein Stück weiter. Im ungünstigen Fall kann sich jedoch auch eine phobische Position verstärken, die ja darin besteht, dass die Ängste vor der analytischen Arbeit nicht bewusst reflektiert, sondern defensiv verarbeitet werden. Dies kann erhebliche Auswirkungen auf die impliziten Annahmen über die analytische Arbeit haben, auf die technische Handhabung und die innere Arbeitsweise; im schlimmsten Fall wird dann gar nicht mehr der Versuch unternommen, eine analytische Situation herzustellen, was nicht selten mit einer explizit oder implizit negativen Einstellung der angeblich so »orthodoxen« Psychoanalyse gegenüber verbunden ist.

Hintergrund einer solchen Entwicklung kann das schon erwähnte agoraphobe-klaustrophobe Dilemma sein: Der analytische Rahmen, das Setting und das methodische Verfahren werden dann im Sinne dieser Ängste erlebt, nämlich der Angst, entweder eingeschlossen, gefangen zu sein, vereinnahmt zu werden oder aber fallengelassen zu werden und verlassen zu sein. Eine hohe Stundenfrequenz wird dann vom Analytiker (selbst wenn sie fachlich indiziert ist) aus solchen klaustrophoben Ängsten heraus abgelehnt (der einschließende Rahmen), oder aber ein »abwesender« Analysand mit einer starken Nicht-Bezogenheit wird wegen agoraphober Ängste (das Gefühl, die professionelle oder gar personale Identität in einem Klima von Verlassenheit nicht aufrechterhalten können) nicht mehr ertragen.

Diese geschilderten Erfahrungen berühren nach meiner Ansicht einen zentralen Kern der analytischen Profession, der darin besteht, dass auch für den Analytiker das Herstellen, Aufrechterhalten und Beenden der analytischen Situation, die analytische Arbeit und die Form der analytischen Beziehungen eine permanente Herausforderung sind und bleiben, an der er wachsen und sich entwickeln, aber auch scheitern und sogar erkranken kann. Die Arbeiten von J. Kantrowitz belegen beispielsweise, welche Auswirkungen die analytische Arbeit auf den Analytiker haben kann und in welchem Umfang auch er von ihr immer wieder profitieren wird (Kantrowitz 2004).

Hier möchte ich einen Aspekt aufgreifen, der vielleicht von besonderer Bedeutung ist und gerade für das Thema »Angst« unbedingt besprochen werden muss. Die in diesem Abschnitt, aber auch die früher geschilderten klinischen Illustrationen könnte man auch so betrachten, dass der Analytiker in eine emotionale Situation mit seinen Analysanden gerät, die man als eine Überforderungsreaktion oder als eine quasi-traumatische Situation ansehen kann und die vor allem darin besteht, dass der Analytiker durch die analytische Beziehung mit seiner eigenen »Krankheit« wieder oder vielleicht sogar erstmals wirklich konfrontiert wird. Wie immer man diese »Krankheit« benennen will – in klinischen Begriffen als Charakterpathologie, als Depression, als narzisstische Persönlichkeit oder erlebnisnäher als »verletzlicher Kern« oder als »Verrücktheit«: man wird für die analytische Tätigkeit von einer Dynamik auszugehen haben, in der der Analytiker sich klarmacht, dass er sich mit jeder Aufnahme einer analytischen Beziehung dieser seiner »Krankheit« immer auch ein Stück aussetzt und sich daher auch gleichzeitig immer ein Stück wird schützen müssen, wenn er seine Arbeit kontinuierlich, für seine Analysanden und sich selbst auf förderliche Weise durchführen will.

Die in diesem Abschnitt besprochenen Beispiele belegen, dass es sich bei solchen Belastungen und Gefährdungen nicht nur um die Reaktivierung von neurotischen Beziehungsmustern handelt, wie ich sie im vorigen Abschnitt über die Konfliktdynamik diskutiert habe, sondern um Belastungen und Gefährdungen, die den Kern der Person betreffen können. Als ein Modell, das diese Problematik auf einer bildhaften, erlebnisnahen Ebene zu fassen vermag, erwähne ich hier die Arbeit von N. Symington, der kürzlich über »Sanity and Madness« eine lesenswerte Arbeit vorgelegt hat (Symington 2006). Sein Modell der »Verrücktheit« geht von den zentralen Prämissen aus, dass das grundlegende organisierende Prinzip des Menschen nicht die Triebe, sondern die Kommunikation und dass das primäre Ziel des Menschen nicht das Glück, sondern die Freiheit ist; das Modell besteht aus einem weichen, gallertartigen oder fragmentierten Kern, der keine eigene motivationale Richtung hat, sondern von äußeren Kräften determiniert wird und von einer Kruste umhüllt ist, die selbst auch gallertartig ist, da auch sie von einer äußeren Ordnung wie einer Ideologie, einer Religion oder einer psychologischen Theorie geformt wird. Zentral ist in dieser Vorstellung, dass der Kern wie auch die Kruste keinen inneren und einheitlichen Regulator oder Kompass haben, sondern von äußeren Kräften bestimmt werden. Der chaotische, verflüssigte, durch fehlende Einheit charakterisierte Kern macht Prozesse wie introjektive, projektive und adhäsive Identifizierung möglich. Symington nimmt an, dass die kohärente Einheit die Essenz des menschlichen Seins ist und dass es ein Ahnen davon gibt, wenn diese nicht gegeben ist: Die Scham beruht auf dem unbewussten Wissen um diesen Mangel, und sie treibt die introjektiven und projektiven Prozesse weiter an. Die Scham selbst ist mit Entwertung (im Modell wird dies als »Wurm« bezeichnet) und Omnipotenz (im Modell als »Gott« bezeichnet) verbunden. Als besonders wesentlich beschreibt Symington das Fehlen einer aus sich selbst heraus entstehenden Bezogenheit zum Anderen, an deren Stelle eine »leimartige« Bindung erfolgt; diese ist ein Ausdruck von adhäsiver Identifizierung, unsicherer Bindung und bedeutet eine Anpassung an eine »nicht – genügend – gute« Mutter. Mit dieser Art Bindung ist auch ein Zustand von »Paranoia« verbunden, da eine solche Form von Bindung gehasst wird, aber nicht als ein eigener, innerer Zustand erkannt wird; vielmehr wird das Objekt der Bindung hassvoll dafür verantwortlich gemacht. Symington schreibt:

> »Also ist Gesundheit – die innere Einheit – ein anzustrebender Zustand. Es ist traumatisch, wenn dieser nicht erreicht wird. Trauma ist im Wesentlichen der Mangel von etwas, das für dieses Erreichen zentral ist, damit es sich entwickeln kann. Das Anstreben von Gesundheit ist ein gemeinsames Unternehmen [joint venture], das mit der Vereinigung der Mentalitäten von Mutter und Vater und dann zwischen Mutter und Kind beginnt. Für die Mutter ist emotional entscheidend, dass sie ihr Baby nachdenklich betrachtet [contemplate]. Diese emotionale Wirklichkeit ist etwas mehr als Bions Reverie. Die Mutter muss sich zu ihrem Baby mit einem aktiven Gefühl für das Wunder, das mit diesem Sein in die Welt ge-

> kommen ist, in Beziehung setzen; dies schließt eine rückwärtige Sicht durch die Jahrhunderte und eine vorwärtsgerichtete Sicht auf das Ende der Geschichte des Planeten ein … Dieser kontemplative Akt ist die Geburt der symbolischen Bindung … Das fundamentale Trauma besteht, wenn dieser kontemplative Akt nicht stattgefunden hat … Ohne diesen sind Verlust und Trennung ein Desaster, das nicht geheilt werden kann … Der Schmerz, das Trauma, ist das, was den zersplitterten Zustand in seinem gallertigen Modus und die Kruste rigid aufrechterhält« (Symington 2006, S. 1065).

Symington beschreibt dann auch noch die Rolle von Neid, Gier und Eifersucht als Verstärker der Kruste und als Verflüssiger des Kerns, aber hier bleiben seine Ausführungen für mich etwas dunkel. Wichtig erscheint aber die Bemerkung, dass es für den Analytiker wichtig sei, das Zusammenspiel aller Komponenten in ihrem Kontext zu sehen, also z. B. das Zusammenspiel zwischen Omnipotenz und einem geschädigten Selbstwertgefühl oder das zwischen einer »leimartigen Bindung« und der Paranoia. Die Aufgabe des Analytikers sei es, sich eine mitfühlende Vorstellung vom ganzen Patienten zu machen.

Für die innere Situation des Analytikers würde ich die Bezeichnung »Verletzlichkeit« der der »Verrücktheit« vorziehen, weil letzterer Begriff nicht nur zu pathologisierend, sondern auch wegen seiner psychiatrischen Implikationen missverständlich ist, auch wenn im Begriff »Verrücktheit« natürlich viel stärker die Gefährdung angesprochen ist, die im Wort »Verletzlichkeit« eher abgeschwächt ist. Ich gehe von der Annahme aus, dass Analytiker auch wegen ihrer »Verletzlichkeit«, die sie bei sich und ihren Analysanden »heilen« wollen, Analytiker werden, dass dies aber in ihrer eigenen Analyse und Ausbildung nur teilweise gelingt, so dass ihre »Verletzlichkeit« in mehr oder weniger großem Umfang bestehen bleibt. Daher erleben sie jede neue analytische Beziehung und die Herstellung der analytischen Situation auch als einen neuen Versuch, sich ihrer eigenen »Verletzlichkeit« auszusetzen, zudem als eine Bedrohung ihres erreichten Gleichgewichts, so dass sie auch unvermeidlich einen Schutz gegenüber weiteren Verletzungen entwickeln werden. Die analytische Arbeit wird daher grundsätzlich als ambivalent, als Chance und Risiko zugleich empfunden werden. Sehr viel wird davon abhängen, inwieweit dieser vielleicht unvermeidliche Schutz die professionelle Arbeit stabilisiert oder behindert. Wahrscheinlich muss man davon ausgehen, dass einige der geschilderten Erfahrungen wie der traumatische Verlust des eigenen »Spiel- und Freiraums« die Angst vor der analytischen Situation verstärken werden, so dass die Gefahr der Entwicklung einer phobischen Position erheblich zunimmt. Die analytischen Katastrophen bestehen daher im Grunde darin, dass auch der Analytiker auf seine »Verletzlichkeit« zurückgeworfen wird, und zwar durch den Zusammenbruch des für die seelische Gesundheit so wichtigen »kontemplativen Aktes«; auch sein Kern wird durch diesen Prozess »aufgeweicht«, und die Gefahr ist groß, dass die »Heilung« über eine Verstärkung von Bastionen, Ideologien oder Projektionen verläuft und nicht zu einer wirklich fundamentalen emotionalen Einsicht und Transformation führt.

Unter diesem Gesichtspunkt möchte ich die beiden schon mehrfach erwähnten klinischen Situationen noch einmal aufgreifen: In dem ersten Fall des massiven Angstanfalls ist es ja unübersehbar, dass hier der Analytiker für einen Moment »verrückt« wurde. Unter den ständigen Attacken seines Analysanden konnte der »kontemplativen Raum« trotz intensiver Bemühungen, wie man mit Symington sagen könnte, nicht mehr gehalten werden, und es kam zu einem inneren Prozess der »Aufweichung«, der sich als starke, existentielle Todesbedrohung manifestierte. Die Rekonvaleszenz setzte dadurch ein, dass dieser »kontemplative Raum« mit Hilfe der scheinbar un-analytischen Intervention (»Hören Sie mit dieser Art Ihres Schweigens sofort auf!«) wiederhergestellt wurde; es ließ sich verstehen, dass der Analysand eine intensive, schmerzliche Sehnsucht nach einer direkten Vaterberührung hatte, die er in seiner Entwicklung so schmerzlich vermisst hatte. Insofern handelte es sich nicht um eine analytische Katastrophe, sondern um eine katastrophische Veränderung, weil nicht nur beim Analysanden, sondern auch beim Analytiker eine wichtige emotionale Einsicht und eine Veränderung bewirkt wurden. Für den Analytiker bestand die Einsicht u.a. darin, dass die Prinzipien der analytischen Methode und Technik als eine Form der Selbstverleugnung missverstanden werden können und dass es von zentraler Bedeutung bleibt, dass der Analytiker seinen inneren Raum, seinen »Spiel- und Freiraum«, permanent überprüft und dafür auch eintritt – dass er sich die Freiheit der Selbstbehauptung unter den Bedingungen der analytischen Arbeit gleichsam zu erkämpfen hat –, um nicht in destruktive Verwicklungen mit seinen Analysanden zu geraten.

Wie wichtig diese Überlegungen sind, zeigen auch die Beispiele vom Beginn der Behandlungen: Aus einem größeren Abstand erscheint es als fast unverständlich, dass Analytiker – was aber auch erfahrenen Analytikern immer wieder passieren kann – in analytische Beziehungen geraten, in denen sie bereits zu Beginn ihren »Spiel- und Freiraum« aus scheinbar rationalen professionellen Überlegungen aufgeben. Das Gefühl, man habe keine andere Wahl, als einen Analysanden aufzunehmen, sollte daher als ein gravierendes Warnsignal betrachtet werden. Wie schon erwähnt, erfolgen solche frühen Inszenierungen einer Ablehnungsproblematik fast immer bei Analysanden mit einem agoraphoben-klaustrophoben Dilemma, das sie mit dem Analytiker unbewusst inszenieren und das in der dann folgenden Behandlung oft an konflikthaften Rahmenfragen ständig thematisiert wird: Der Rahmen wird entweder als Gefängnis oder als Ort der Verlassenheit erlebt, die analytische Situation massiv bekämpft, und es gelingt manchmal nicht, einen wirklich »kontemplativen Raum« zu etablieren. Nicht selten fördert die professionell missverstandene Selbstverleugnung diese Prozesse, weil es dem Analytiker aus einer eigenen Problematik heraus nicht gelingt, die Grenzen der Arbeit wirklich überzeugend kenntlich zu machen.

Abschließend möchte ich noch deutlich machen, dass diese hier vorgelegte Betrachtung die konfliktdynamischen Überlegungen keineswegs aufhebt; es erscheint mir vielmehr so, dass es eine intensive, dynamische Wechselbeziehung zwischen massiven Konflikten und der beschriebenen Entwicklung des seelischen Raums gibt. Gerade unter dem Druck massiver innerer Konflikte, die interpersonell inszeniert und aktualisiert werden, kann der seelische Raum des Analytikers, sein »Spiel- und Freiraum«, aufgrund der eigenen »Verletzlichkeit« so eingeengt werden, dass es zu einem Kollaps kommt, der auch als eine »Aufweichung« des inneren Kerns betrachtet werden kann. Die Bearbeitung der Konfliktdynamik und die Regulation des »kontemplativen Raums« gehen danach Hand und Hand; der Analytiker kann nur von Moment zu Moment entscheiden, welcher Kontext gegenwärtig die größere Dringlichkeit hat. Vermutlich ist eine solche interkontextuelle Betrachtung selbst ein Bestandteil eines verwirklichten seelischen »Spiel- und Freiraums«.

5. Identitätstheoretische Perspektive und die innere Arbeitsweise, oder: Das drohende »Verschwinden« des Analytikers

Für die Leserin und den Leser, die mir bis zu diesem Abschnitt gefolgt sind, möchte ich kurz vermerken, dass mir die Diskussion dieses Kontextes am schwersten gefallen ist. Erst als mir deutlicher wurde, dass der ganze Text ja im Grunde um diese zentrale Identitätsfrage kreist, nämlich um die Fragen: »Wer bin ich als Analytiker? Was macht mein Analytiker-Sein im Kern aus?«, konnte ich den Anspruch einer möglichst »vollständigen« Darstellung mildern und mich auf einige als wichtig erscheinende Aspekte beschränken, die bereits im Abschnitt über die »Angst aus identitätstheoretischer Sicht« anklangen (im Unterkapitel »Kontexte der Angst«; siehe S. 150). Die Diskussion der Ängste des Analytikers, die aus der konfliktdynamischen Perspektive und aus dem Kontext des seelischen Raums heraus vielleicht am ehesten als die Angst vor der eigenen Spontaneität und als Angst vor der eigenen »Verletzlichkeit« zusammengefasst werden können, soll also nun in diesem Abschnitt mit einer kurzen Erörterung der Angst des Analytikers aus identitätstheoretischer Sicht abgeschlossen werden. Ich werde zu zeigen versuchen, dass man aus dieser Perspektive von einer basalen Angst vor einer Veränderung des eigenen professionellen Selbstverständnisses sprechen kann – von einer Versagensangst, den eigenen professionellen Ansprüchen nicht genügen zu können, und einer damit verbundenen Angst vor einer beschämenden Selbstkonfrontation, die mit der eigenen Verletzlichkeit und einem abgewehrten Mangelgefühl verbunden ist.

Aus identitätstheoretischer Sicht lassen sich dabei m.E. zwei zentrale Ängste formulieren, nämlich einerseits die Angst, keine »wirklicher« Analytiker zu sein, gleichsam nur eine Analytiker-Rolle zu spielen (dies berührt die Frage der Authentizität, der Echtheit, der inneren Einheit der professionellen Position), und andererseits, wenn auch damit verbunden, die Angst, als Analytiker zu »verschwinden«. In diesem Zusammenhang vermute ich, dass man als Orientierungsprinzip bei der konfliktdynamischen Betrachtung vor allem das Lust-Unlust-Prinzip, bei der Problematik des seelischen Raums vor allem die Dynamik von Freiheit und Zwang und im identitätstheoretischen Kontext vor allem die Polarität von Wahrhaftigkeit und Verlogenheit oder aber, in einer etwas anderen Gewichtung, die von Gut-Sein und Schlechtigkeit zu berücksichtigen hat. In Bezug auf diesen letzten Gesichtspunkt spricht sehr viel für die Auffassung, dass die analytische Tätigkeit zu einem wesentlichen Teil von Wiedergutmachungstendenzen – im Sinne von äußerer und innerer Reparation – motiviert ist, so dass dann die Frage des Gut-Seins und Gut-Machens, aber eben auch die der Authentizität und der illusionären Täuschung zumindest unbewusst eine wichtige Rolle spielen wird (Rey 1994; Plenker 2002).

»Wann bin ich ein ›ausreichend guter Analytiker‹«? und »Kann ich auch aushalten und dazu stehen, wenn es sich herausstellt, dass ich für einen bestimmten Analysanden oder für bestimmte Phasen in der analytischen Arbeit notwendigerweise ein ›ausreichend schlechter Analytiker‹ sein muss? – das scheinen mir in diesem Kontext die wesentlichen Fragen zu sein. Da es sich hier jedoch um zentrale innere Fragen handelt, die aufgrund der Weiterentwicklung der Psychoanalyse und der analytischen Theorie der Technik, der eigenen klinischen Erfahrung und der persönlichen Lebensumstände niemals definitiv und endgültig beantwortet werden können, müssen sie immer wieder neu gestellt werden und müssen notfalls auch Veränderungen der Grundannahmen zugelassen werden, die das professionelle Selbstgefühl immer wieder in Fragen stellen können. Obwohl also der Begriff der analytischen Identität mit Konstanz, Kohäsion und Sicherheit verbunden ist, impliziert er gleichzeitig doch auch Veränderung, Verlust und Ungewissheit. Nach meiner Auffassung stellt daher G. Schneiders Arbeit über den Identitätswiderstand bei schwer gestörten Analysanden, die Heilung als tödliche Bedrohung erleben, auch einen wichtigen Beitrag zur Diskussion der analytischen Identität dar: Als Analytiker befinden wir uns unvermeidlich in einem Spannungsfeld zwischen Festhalten an grundlegenden theoretischen und technischen Überzeugungen und einem immer wieder notwendigen In-Frage-Stellen und Überwinden von bestimmten Auffassungen, falls sich diese als falsch oder einseitig herausgestellt haben. Als *Identitätswiderstand des Analytikers* kann man dann Widerstände gegen eine solche Veränderung theoretischer oder technischer Auffassungen begreifen, Widerstände, die auch das professionelle Selbstgefühl mit dem zentralen Wunsch nach Ganzheit, nach Echtheit und »Gutheit« und vor allem auch das Gefühl der Zusammengehörigkeit mit der analytischen Gemeinschaft gefährden. So stoßen wir also auch hier zu Beginn – wie immer in diesem Text – auf einen grundlegenden Widerspruch, eine zentrale Antinomie, die aber vielleicht gerade zum Kern unserer professionellen Identität werden kann. Betrachten wir für einen Moment diese Problematik etwas detaillierter, ohne sie allerdings in aller Breite und Tiefe ausloten zu können.[4]

[4] Ich erinnere an die Beschreibungen der analytischen Position, der selbstreflexiven Fähigkeit des »Inneren Analytikers«, an den Begriff der analytischen Kompetenz, wie ihn beispielsweise D. Tuckett in seiner Arbeit diskutiert, und schließlich an die Auseinandersetzung mit dem Begriff der analytischen

Auch aus identitätstheoretischer Sicht stellt das Zulassen der analytischen Position mit ihrem In-der-Schwebe-Halten der Haltungen und Funktionen des »technischen Pols« und des »persönlichen Pols« eine Versuchungs- und Versagenssituation dar: Zwei einander zunächst fremde Subjekte mit unterschiedlichen Identitäten begegnen einander in einer vor allem dem Analysanden anfänglich völlig fremden Rahmensituation, und es werden daher Wünsche sowohl nach Verschmelzung, Übereinstimmung, Bestätigung und Anerkennung als auch nach Getrenntheit, Abgrenzung, Differenzierung und Individuierung geweckt. Damit korrespondieren auch die entsprechenden Befürchtungen, die sich auf die fehlende Anerkennung und Bestätigung, auf den Verlust der eigenen Identität, aber auch auf die Gefahren von Veränderungen beziehen. Auch wenn sich Analysand und Analytiker aufgrund der analytischen Professionalität des Analytikers, wie sie sich in seiner analytischen Position und seiner Kompetenz niederschlägt, doch erheblich unterscheiden, so kann man doch davon ausgehen, dass auch der Analytiker in jeder analytischen Begegnung seine Identität in Frage gestellt sieht und dass er daher ähnlich wie sein Ana-

Identität, wie sie in der Arbeit von T. Pollak geführt wird (Pollak 1999; Tuckett 2005). Ich selbst verwende den Begriff der *analytischen Position* als Formulierung für die grundlegenden Haltungen und Funktionen des Analytikers; geht es darum, die Qualität dieser Haltungen und Funktionen und die damit verbundene Fähigkeit, eine analytische Situation und Beziehung förderlich zu gestalten, zu bewerten, dann spreche ich von *analytischer Kompetenz*. Von *analytischer Identität* spreche ich, wenn man sich auf das Selbstbild des Analytikers bezieht: Hier entwickele ich gerade in der Gestaltung der analytischen Situation mit meinen Analysanden ein Bild von mir selbst als Analytiker: ein Bild von dem, was zu meiner Rolle und meinen Funktionen gehört und was nicht dazu gehört (die Positivität und Negativität der analytischen Identität); dazu gehört jedoch auch das Bild, das meine Analysanden, die Umwelt und vor allem auch die analytische Gemeinschaft von mir haben (oder von dem ich glaube, dass sie es haben). Es ist jedoch kaum zu bezweifeln, dass sich die Bereiche der analytischen Position, der Kompetenz und der Identität überschneiden und dass auch wechselseitige Beziehungen zwischen ihnen bestehen.

lysand ein Bedürfnis nach Anerkennung und Bestätigung einerseits und nach Separation und Individuierung andererseits haben wird.

Müssen wir uns nicht immer wieder klarmachen, dass die analytische Situation mit ihrem Rahmen, ihrem Setting und der Methode der freien Assoziation und gleichschwebenden Aufmerksamkeit im Vergleich zu allen anderen Alltagssituationen ganz ungewöhnlich und unvertraut ist und dass das analytische Paar daher grundlegend einem labilisierenden »Identitätsdruck« ausgesetzt ist, da ja die analytische Kommunikation innerhalb der analytischen Situation nur minimal geregelt ist und die üblichen Rückkoppelungsmechanismen weitgehend außer Kraft gesetzt sind? Dieser »Identitätsdruck« mit der drängenden Frage »Wer bin ich hier denn überhaupt?« löst eine konflikthafte Dynamik aus, die sich als Wunsch nach Konstanz *und* Veränderung und als Furcht vor Wiederholung *und* Neubeginn formulieren lässt – auf der Beziehungsebene vor allem als Wunsch nach Anerkennung und Ermutigung und als Furcht vor Kritik und Entwertung. Dass diese Dynamik das analytische Paar und nicht nur den Analysanden betrifft, zeigt sich in besonderen Situationen sehr deutlich; ich erinnere hier nur an das eigene Erleben der Stunden nach längeren Unterbrechungen (Wochenende oder Ferien) oder an die Erfahrung, dass man manchmal am Tag einige Sitzungen braucht, um sich im analytischen Setting wieder vertrauter zu fühlen.

Betrachten wir hier den Identitätskonflikt des Analytikers vor allem aus der Perspektive der damit verbundenen Ängste noch einmal etwas genauer. Nach dem ausführlich diskutierten Modell der analytischen Position kann man die professionelle Identität des Analytikers als sein Selbstbild beschreiben, das sich sowohl in seiner Positivität wie in seiner Negativität fassen lässt: Man könnte sagen, es gibt eine bestimmte innere »Liste« von »positiven« und »negativen« Handlungsmustern, die diese Identität relativ eindeutig bestimmen.

Wir haben aber auch schon diskutiert, dass die zentralen Bipolaritäten der analytischen Position gerade nicht polar und eindeutig zu bestimmen sind, sondern sich erst in ihrer Widersprüchlichkeit und in ihrer interaktiven Bedingtheit eindeutig entfalten. Beispielsweise könnte man hier das schon einmal erwähnte Sprechen und Schweigen heranziehen: In einer bestimmten Zeit der Entwicklung der psychoanalytischen Behandlungstechnik gehörte der schweigende Analytiker wohl eindeutig zum Bild der analytischen Identität. Heute würden wohl viele Analytiker eine solche Auffassung eher in Frage stellen und diese Bipolarität von Sprechen und Schweigen im Sinne von Greenberg (1995) nicht präskriptiv, sondern aus einem interaktiven Modell heraus zu formulieren versuchen.

Eine ähnliche zentrale Bipolarität lässt sich auch für die teilnehmende Beobachtung beschreiben: Diese impliziert einen Gegensatz zwischen passagerem Anders-Werden oder Anders-Sein durch das Miterleben, was sich in der Bereitschaft zur Rollenübernahme, dem Mitagieren, den unbewussten Inszenierungen ausdrückt, und Gleich-Bleiben oder Gleich-Sein, was sich in der Haltung der »technischen Position« des Abstandnehmens, des Beobachtens, Nachdenkens und Interpretieren ausdrückt. Eine eindeutige »Liste« von »positiv« und »negativ« zu beschreibenden Handlungs- und Haltungsmustern hat sich auch hier sehr deutlich relativiert, was aber gleichzeitig auch zu einer zunehmenden Unbestimmtheit der analytischen Identität geführt hat.

Diese Unbestimmtheit nimmt noch weiter zu, wenn man sich den Einfluss der »interaktiven Matrix« auf die analytische Identität klarzumachen versucht: Diese zeigt sich darin, dass die »technische Position« im Prinzip bei allen Behandlungen erst einmal identisch sein wird, dass die unbewussten Rollenübernahmen, Inszenierungen und die damit verbundene Gegenübertragung aber ständig wechseln und für das jeweilige analytische Paar einmalig und spezifisch sind. Entscheidend wird sein, wie es dem Analytiker gelingt, dieses grundlegende und widersprüchliche Spannungsverhältnis zwischen Konstanz und Veränderung, zwischen dem

Prinzipiellen und dem Besonderen in ein kohäsives Selbstbild seiner Professionalität zu integrieren. Man kann davon ausgehen, dass dies eine erhebliche Integrationsleistung bedeutet, da zwar die technische Handhabung der analytischen Situation auf der einen Seite eine positive Verstärkung der professionellen Identität bedeutet, die sich entwickelnde affektive interaktionelle Dynamik aber sowohl diese Handhabung als auch die personale Identität durch die aktivierten und inszenierten Übertragungsmuster immer wieder in Frage zu stellen vermag. Die im letzten Unterkapitel »Die Bedeutung des ›Spiel- und Freiraums‹, oder: Der ›verletzte‹ Analytiker« beschriebenen, zur Entwicklung eines intersubjektiven Raums beitragenden Komponenten von Offenheit und Begrenztheit, von Durchlässigkeit und Abdichtung, seelischer Resonanz und Distanzierung, Beweglichkeit und Festlegung, Komplexität und Fokalität sowie Einlassen und Abstandnahme weisen ebenfalls noch einmal darauf hin, dass eben auch die professionelle Identität des Analytikers letztlich nur in ihrer Paradoxie, als Identität der Nicht-Identität, fassbar wird. Dies bedeutet, dass die Identität des Analytikers notwendigerweise eine »schwache« Identität ist, dass dies aber gerade ihre Stärke im Sinne der Herstellung einer förderlichen analytischen Beziehung ausmacht.

Die notwendige Toleranz für diese Paradoxie impliziert wohl, dass sie nur realisierbar ist, wenn zwar die gegenseitige Abhängigkeit von personaler und »technischer« Identität anerkannt wird, wenn aber gleichzeitig die personale Identität (der miterlebende Analytiker) und auch die »technische Identität« (der deutende Analytiker) soweit stabil und kohäsiv sind, dass sie auch einen stärkeren labilisierenden »Identitätsdruck«, wie er vor allem aus der affektiven Beziehungsdynamik resultiert, auszuhalten vermögen. Dies bedeutet aber wiederum nicht, dass personale Identität und »technische Identität« ein für alle Mal festgelegt wären; beide entwickeln sich unter dem Einfluss von privaten und professionellen Lebenserfahrungen und können teilweise erhebliche Veränderungen erfahren. In diesem Zusammenhang taucht der schon erwähnte Identitätswiderstand des Analytikers auf, der sich beispielsweise auf eine notwendige Überprüfung und Veränderung des technischen Standpunktes bezieht. Wie schon beschrieben, haben sicherlich manche Analytiker im Laufe ihrer beruflichen Entwicklung eine Veränderung vom präskriptiven Behandlungsmodell von Freud zum Modell einer »interaktiven Matrix« durchlaufen, die sicherlich auch mit einer Verunsicherung der analytischen Identität verbunden ist, nicht zuletzt auch in Auseinandersetzung mit der eigenen analytischen Gemeinschaft.

Wie schon bei der Besprechung der konfliktdynamischen Gesichtspunkte möchte ich hier kurz noch einmal auf die Beziehung zwischen personaler und »technischer« Identität eingehen. Als Analytiker erleben wir in der Regel vor allem dann einen erheblichen und labilisierenden »Identitätsdruck«, wenn negative Emotionen, vor allem in Form von destruktiven und selbstdestruktiven Prozessen, die analytische Situation zu bestimmen beginnen. Aber auch eine fehlende positive Besetzung der analytischen Situation und des Analytikers – bzw. der in vielen Behandlungen immer wieder auftauchende Besetzungsentzug – kann eine entsprechende Belastung auslösen. Die erste Konstellation kann der Analytiker als einen Angriff auf seine analytische Position erleben, die zweite als eine Negation dieser Position; wie schon dargelegt, ist in beiden Fällen eine Überprüfung der »technischen Position« und damit auch der analytischen Identität unvermeidlich, auch wenn dies nicht immer eine technische Veränderung nach sich ziehen dürfte.

Manche analytischen Beziehungen können aber so verlaufen, dass es zu einer Verschmelzung oder zumindest stärkeren Durchdringung der beiden Pole kommt und dass die Verunsicherung der »technischen Position« mit ihren Zweifeln bis zu einer In-Frage-Stellung der personalen Identität reicht. Hier wird dann die schon besprochene »Verletzlichkeit« des Analytikers berührt. Der Analytiker betrachtet dann die auftauchenden Probleme in der analytischen Arbeit nicht mehr überwiegend als ein technisches

Problem oder als ein Probleme der inneren Psychodynamik seines Analysanden, sondern erlebt sie mehr und mehr als Ausdruck eines persönlichen Versagens, das er mit seiner eigenen »Verletzlichkeit«, die dann wie ein beschämender Mangel erfahren wird, in Verbindung bringt. Charakteristisch für diese Entwicklung sind zunehmend auftauchende Selbstzweifel oder sogar Selbstvorwürfe, die sich noch durch als real erlebte Kränkungen von Seiten des Patienten verstärken können. Aus einer bestimmten Perspektive würde man natürlich erwarten, dass der Analytiker in der Lage ist, diese Reaktionen zu verarbeiten und sie beispielsweise auch in das Verständnis der unbewussten, affektiven Beziehungsdynamik zu integrieren: etwa durch die Überlegung, dass der Analysand einen ungeliebten, ungewollten, als negativ empfundenen Selbstaspekt projektiv-identifikatorisch im Analytiker unterbringt, den dieser nun auszuleben habe. Es ist dabei aber zu berücksichtigen, dass dies nur möglich ist, wenn entsprechende eigene Anteile im Analytiker mobilisierbar sind. Befindet sich der Analytiker jedoch aus persönlichen Gründen selbst in einer »verletzten« Situation, dann könnte es durchaus sein, dass er diese immer notwendige Differenzierung zwischen seinem Anteil und dem des Analysanden nicht mehr ausreichend leisten kann. Gerade dies kann die Angst vor dem Versagen und damit die Konfrontation mit einem sehr beschämenden Mangel, der dann eine Vermischung aus der eigenen Situation und der jeweils aktuellen Behandlung darstellt, massiv aktivieren.

Dann sind sehr quälende Teufelskreise möglich, da diese Kränkungsreaktionen natürlich auch eine Wirkung auf die Beziehungsdynamik in der analytischen Situation haben. In sehr dramatischen Verläufen kann es dann zu analytischen Katastrophen kommen, die manchmal nicht nur den Analysanden betreffen (wenn er enttäuscht und resigniert die Behandlung ohne Hoffnung auf Wiedergutmachung abbricht), sondern auch den Analytiker, der nicht nur seine analytische Kompetenz und Identität in Frage stellt, sondern auch seine ganze Person, da er seinen eigenen, persönlichen Mangel, seine »Verletzlichkeit«, seine »Krankheit«, für den negativen Verlauf verantwortlich macht. Natürlich lässt sich eine solche Entwicklung aus dem Abstand als eine depressiv-masochistische Verarbeitung, als ein Festhalten an der eigenen, wenn auch negativen Omnipotenz interpretieren; falls sich aber eine solche Entwicklung einstellt, handelt es sich ja gerade um diesen mit Scham erlebten Mangel, der im Sinne einer schmerzlichen Selbstkonfrontation aufgedeckt wird.

Stellen wir uns einen Analytiker vor, der sich aufgrund bestimmter Lebensereignisse in seinem privaten Leben in einer Krise befindet: Er hat einen schweren persönlichen Verlust erlitten (Trennung oder Tod), Probleme in seiner Ehe oder mit seinen Kindern belasten ihn schwer, er hat eine ernste Krankheit durchgemacht oder ist von dieser bedroht, er schlägt sich mit quälenden existentiellen Fragen des Lebens herum, muss sich mit den Zeichen des beginnenden Alters auseinandersetzen und zeigt, womöglich auch auf diese Ereignisse hin, eine symptomatische Reaktion. Er wird depressiv, phobisch, kränkbar oder reagiert psychosomatisch. Wie kann er das Spannungsfeld der analytischen Position in einer solchen Situation aufrechterhalten?

Manchmal ist es in der Tat so, dass die analytische Arbeit stabilisierend ist, solange sie noch funktioniert und solange die Analysanden den Analytiker auch in dieser Krisenzeit stützen und unterstützen – bewusst oder unbewusst. Man könnte dann annehmen, dass der Analytiker seine persönliche Krise mit Hilfe seiner analytischen Identität kompensiert oder sogar zu behandeln versucht: Die Analysanden können dann in gewisser Weise zum Therapeuten des Analytikers werden, sicherlich auch mit den entsprechenden Gefahren des narzisstischen Mißbrauchs – dies vielleicht gerade bei solchen Analysanden, die eine solche Situation als Wiederholung ihrer Kindheitssituation erleben, in der sie einen kranken Elternteil kurieren mussten. Bei anderen Analysanden kann aber eine entgegengesetzte Reaktion ausgelöst werden, indem sie auf das »Versagen« des Analytikers mit heftigem Agieren, mit aggressiven Angriffen, Entwertungen, Abbruchdrohungen etc. reagieren. Der Analysand wirft dem Analytiker bestimmte Behandlungsfehler vor, die dieser vielleicht aufgrund seiner eigenen Krise tatsächlich begangen hat oder die er sich wegen seiner krisenhaften Verfassung unberechtigterweise auch ankreidet. Hier kann dann die beschriebene

Situation einer Verschmelzung zwischen der persönlichen und der technischen Identität geschehen: Das Gefühl »Ich bin ein schlechter Mensch (ein schlechter Ehemann, Vater, Sohn)« wird durch das Gefühl »Ich bin auch ein schlechter Analytiker« vertieft. Gerade dieses Gefühl der Schlechtigkeit sollte ja durch die Professionalität bewältigt werden, durch Reparation, durch Gutheit und Gutsein, und kehrt nun doch trotz allen Bemühens wieder und kann in eine echte Verzweiflungssituation führen. Man kann sich gut vorstellen, dass dann die Haltungen und Funktionen der inneren Arbeitsweise, die Toleranz für die Widersprüche, das Zulassen von Störungsmomenten, die Umwandlung durch die multiple Bifokalität hochgradig gefährdet sind; ihre Nicht-Verfügbarkeit steigert die Frustration und Wut auf Seiten des Analysanden, und der angedeutete Teufelskreis ist angestoßen, der manchmal wirklich nur noch durch einen Abbruch zu beenden ist.

Die im Anfang dieses Unterkapitels angesprochenen Ängste, die sich auf die Authentizität, auf die Gutheit und letztlich auf das »Verschwinden« des Analytikers beziehen, haben sich in einer solchen katastrophalen Entwicklung realisiert: Im schlimmsten Fall ist der Analytiker dann wirklich »verschwunden«, und er selbst hat die analytische Situation und analytische Beziehung als Analytiker nicht »überlebt«. Auch wenn solche katastrophalen Entwicklungen in dieser Konsequenz glücklicherweise nicht so häufig sind, gibt es doch in vielen Behandlungen eine Bewegung auf solche katastrophischen Zuspitzungen hin. Wesentlich ist, dass der Analytiker solche Zuspitzungen »überlebt«, was ihm aber nur möglich wird, wenn er sich nicht nur der Komponenten und Elemente der analytischen Position und seiner analytischen Identität immer wieder bewusst wird, sondern auch der entsprechenden Ängste, diese Identität zu verlieren, als Analytiker nur eine aufgesetzte Rolle zu spielen oder ganz zu »verschwinden«. Hierfür möchte ich noch einmal kurz eine klinische Illustration diskutieren:

Ein Analytiker träumt den folgenden Traum: »Ich bin mit den Kollegen H. und G. in einem Gespräch und spreche meine Sorge an, ob ich denn überhaupt noch geeignete Analyse-Patienten bekommen werde; mich wundert im Traum, dass beide gar nichts dazu sagen. G. und ich verlassen dann den Raum, stehen plötzlich auf der Straße meiner Heimatstadt, die ich in allen Einzelheiten genau vor mir sehe; wir fangen beide an, unser Auto zu suchen. Ich selbst kann mich beim besten Willen nicht mehr erinnern, wo ich mein Auto abgestellt habe; ich laufe die Straßen, an deren Namen ich mich im Traum genau erinnern kann, auf und ab und werde immer unruhiger, da ich ja meine Termine mit Patienten in der Praxis habe. Als ich auf die Uhr schaue, ist es kurz vor 8.00 Uhr und ich überlege, ob um diese Zeit Herr B. oder Frau A. kommen; ich beginne, in mein Notizbuch zu schauen, kann mich aber auch darin nicht so recht orientieren; das ganze Notizbuch ist plötzlich nicht mehr zur Orientierung geeignet, viele für mich fremde Punkte sind darin notiert, die nichts mit meiner analytischen Praxis zu tun haben. Mir ist jetzt klar, dass ich die Sitzung um 8.00 Uhr nicht werde abhalten können, wohl auch die anderen Sitzungen nicht, da ich immer noch nicht den Wagen gefunden habe; ich befinde mich jetzt an einer Straßenecke, an der früher ein bekannter Autohändler sein Geschäft hatte, der aber schon vor vielen Jahren Konkurs gemacht hat.«

Es ist hier nicht der Raum, die komplexe Dynamik dieses Traums nachzuzeichnen und ihn in seiner Ganzheit zu deuten. Als Illustration der beschriebenen Dynamik erscheint mir dieser Traum jedoch als sehr geeignet, das zentrale Gefühl, die zentrale Sorge des Träumers zu verdeutlichen, nämlich seine Befürchtung, er könne seine wesentlichen »Instrumente«, die er zur Durchführung seiner analytischen Tätigkeit benötigt, verlieren: die kollegiale Unterstützung (die schweigenden Analytiker und der Kollege G., der auch sein »Auto« nicht mehr findet), sein eigenes »Auto« als Ausdruck seines analytischen Selbst und das Notizbuch, das ihm keine Orientierung mehr bietet; schließlich befindet sich der Träumer am Ende des Traums an einem Ort, der ihn an den Verlust einer professionellen Identität erinnern muss (der bankrotte Autohändler). Eine detailliertere Analyse könnte verdeutlichen, warum die Kollegen H. und G. und die Patienten B. und A. und die entsprechenden Örtlichkeiten der Heimatstadt im Traum auftauchen, was ich hier jedoch nicht vertiefen möchte. Ich beschränke mich hier auf einen Aspekt des Traums, den E. Hartmann (1998) in seiner Traumtheorie als »Kontextualisierung von Emotionen« bezeichnet hat: Es handelt sich danach um einen Analytiker-Traum, der die Sorge vor dem Verlust des Analytiker-Seins im manifesten Traum sehr deutlich und drastisch in den Traumbildern zum Ausdruck bringt.

Fassen wir hier die wesentlichen Punkte noch einmal zusammen:

1. Aus identitätstheoretischer Sicht geht es um die zentrale Frage: Wer bin ich als Analytiker? In diesem Abschnitt wie im ganzen Text konzentriert sich diese Frage auf die analytische Situation, also auf die unmittelbare Arbeit mit dem Analysanden. Dieses Analytiker-Sein realisiert sich durch die beschriebene innere Arbeitsweise, die sich positiv konkretisieren lässt, z.B. im Konzept der analytischen Position.
2. Das Analytiker-Sein ist eng mit der Person des Analytikers verbunden, da es dabei nicht nur um Experten-Wissen, sondern um seelische Kapazitäten wie die Toleranz für Widersprüche, wie Einsichtigkeit und kontextuelles Denken geht.
3. Kennzeichen des Analytiker-Seins ist aber auch eine gewisse Diffusität, Fragilität, Unbestimmtheit. Die analytische Identität ist eine »schwache Identität«, oder anders formuliert: eine Identität der Nicht-Identität.
4. Diese inhärente Flüchtigkeit des Analytiker-Seins wird durch den labilisierenden »Identitätsdruck« der analytischen Beziehung (durch die sich entwickelnde Übertragungs-Gegenübertragungsdynamik) potentiell noch weiter verstärkt. Bei genauerer Betrachtung wird allerdings deutlich, dass der »Identitätsdruck« nicht nur von den Analysanden, sondern auch von innen (z.B. bei persönlichen Krisen) oder von außen (z.B. von der analytischen Gemeinschaft oder von gesellschaftlichen Entwicklungen) kommen kann.
5. Der Betonung des labilisierenden »Identitätsdrucks« ist jedoch

ein identitätsstabilisierender Faktor entgegenzuhalten: sowohl von Seiten der Analysanden als auch aus dem eigenen Leben, von Seiten der analytischen Gemeinschaft wie der Gesellschaft gibt es natürlich Faktoren, die das Analytiker-Sein stützen und stabilisieren. In jedem Fall zeigt sich, dass das Analytiker-Sein dynamisch und nicht statisch betrachtet werden muss.

6. Als zentrale Angst lässt sich aus diesem Verständnis heraus vor allem die Angst vor einem Verlust des Analytiker-Seins beschreiben: Die ohnehin »schwache« analytische Identität wird weiter geschwächt und löst sich schließlich am Ende ganz auf, der Analytiker »überlebt« nicht. Als Reaktionsbildung auf diese Angst mag sich eine Rigidität, ein Festklammern an der »technischen Position« ergeben, das auch Anlass zu Befürchtungen geben könnte. Wichtig erscheint hier, sich die Quelle solcher Reaktionsbildungen deutlich zu machen: nämlich die Angst vor dem Verlust der analytischen Funktionen, die letztlich darin bestehen, der Situation, der Beziehung, der Arbeit einen Sinn und eine Bedeutung abzuringen. Die tiefste Angst ist damit wohl die Angst vor einer traumatischen Situation, die darin besteht, mit dem Nichts (dem Tod, der Nicht-Existenz, der Bedeutungslosigkeit, dem Chaos) konfrontiert zu werden – auf die analytische Arbeit bezogen: als Analytiker nicht zu existieren.

7. In diesem Zusammenhang ist auch die Bewertung des Analytiker-Seins von Bedeutung: Analytiker-Sein ist nicht neutral bestimmbar, sondern hat immer auch eine positiv oder negativ formulierbare Qualität. Im Kern geht es um eine für den Analysanden und den Analytiker förderliche Arbeit, um Verlebendigungen bislang gehemmter seelischer Entwicklungen, die oft auf traumatische Grunderfahrungen (im Sinne von zu früher Konfrontation mit dem »Nichts«) und die damit verbundenen destruktiven Prozessen zurückzuführen sind.

IV. Von der Angst, Psychoanalytiker zu sein: Das Durcharbeiten der phobischen Position

Ich hoffe, die bisherigen Überlegungen haben deutlich gemacht, dass die Beachtung unbewusster Ängste auf Seiten des Analytikers für das Verstehen der analytischen Situation und analytischen Beziehung eine wichtige Rolle spielt, auch wenn diesen Ängsten in unseren offiziellen klinischen Diskussionen eine eher geringe Bedeutung zukommt. Es dürfte auch deutlich geworden sein, dass diese latenten, vor allem negativen Emotionen (eben auch Schuld- und Schamgefühle) meistens kompromisshaft bewältigt werden und dasss sie sich dann nur begrenzt störend auf die innere Arbeitsweise des Analytikers auswirken werden. Notwendig dafür ist allerdings, dass der Analytiker immer wieder den Versuch macht, sich seines eigenen Erlebens in der analytischen Situation bewusst zu bleiben oder zu werden. Wenn dies nicht ausreichend gelingt, entwickelt sich ein Phänomen, das ich in dieser Arbeit als *phobische Position* zu beschreiben versuche. Im Folgenden möchte ich nun dieses Konzept präziser zu fassen versuchen; dabei vertrete ich die These, dass es eine wesentliche Aufgabe bleiben wird, diese potentielle oder auch aktualisierte phobische Position immer wieder durchzuarbeiten, um nicht nur Analytiker zu sein, sondern auch zu bleiben. Insofern betrachte ich das Konzept der phobischen Position als einen integralen Bestandteil meiner hier vorgestellten Alltagstheorie der inneren Arbeitsweise des Analytikers.

1. Als phobische Position verstehe ich Einstellungen, Annahmen und Handlungsmuster, die zu einer Hemmung und Vermeidung der Funktionen der inneren Arbeitsweise des Analytikers führen

und die nicht rational begründbar sind, sondern ihre vorwiegende Quelle in konflikthaften Mustern des Analytikers haben. Aus behandlungstechnischer Sicht könnte man auch von Widerständen oder Gegen-Widerständen des Analytikers sprechen. Insofern sind sie Ausdruck der realen Person des Analytikers, auch wenn sie durch die Interaktion mit dem Analysanden mobilisiert oder sogar hervorgerufen werden. Als Konfliktquelle habe ich vor allem nicht bewältigte oder reaktivierte Triebkonflikte, Identitätskonflikte und strukturelle Probleme detaillierter beschrieben. Zu bedenken sind aber auch problematische, implizite Grundannahmen über die Natur des Menschen, seiner Krankheiten und über seine Heilungs- und Veränderungsmöglichkeiten.

2. Die Berufswahl und die Berufstätigkeit als Analytiker, einschließlich der eigenen theoretisch-technischen Orientierung, kann selbst Ausdruck einer phobischen Haltung sein. So kann die Vorstellung der analytischen Situation als eine prinzipiell asymmetrische, abstinente, neutrale und objektive Behandlungsmethode für Menschen mit Beziehungsproblemen, Kontaktschwierigkeiten und affektiv bedingten Konflikten (etwa der Angst vor der eigenen spontanen Affektivität) äußerst anziehend sein und einen Aspekt des Wunsches ausmachen, Analytiker zu werden. Daher spielen diese Überlegungen zur phobischen Position gerade in der analytischen Ausbildung eine zentrale und nach meiner Auffassung bislang zu wenig gewürdigte Rolle. Als eine wesentliche Aufgabe der Lehranalyse kann man die Bearbeitung des Wunsches, Analytiker zu werden, und das Erkennen der eigenen Ängste und Schuldgefühle vor der analytischen Situation und Beziehung ansehen.

3. Von einer phobischen Position sollte man jedoch nur dann sprechen, wenn es sich um Haltungen, Einstellungen und Vermeidungen handelt, die sich in einzelnen Fällen oder auch generell für längere Zeit oder sogar dauerhaft einstellen; als Hinweise auf eine

phobische Position kann man vor allem Vermeidungen, eine übertriebene Vorsicht, aber auch länger andauernde symptomatische Reaktionen wie Müdigkeit, Langeweile, Desinteresse etc. betrachten. Generell könnte man, im Gegensatz zum Kompromisscharakter aller analytischen Funktionen des Analytikers, von einem pathologischen Kompromiss sprechen: Die Abwehr steht dann also eindeutig im Vordergrund (die Abwehr von »Sich-Einlassen«, emotionaler Teilnahme, von Selbstreflexion etc.).

4. Daher lassen sich die »Symptome« der phobischen Position auch ziemlich eindeutig beschreiben, wenn man sie als Abwehr gegenüber der inneren Arbeitsweise des Analytikers versteht: Das In-der-Schwebe-Halten des bipolaren Spannungsfeldes zwischen dem »persönlichen« und dem »technischen Pol« ist eingeschränkt; oft kommt es zu einer Polarisierung des einen oder anderen Pols (Über-Identifizierung oder Über-Distanzierung); die verschiedenen Funktionen des reflexiven Modus als »Innerer Analytiker« sind eingeschränkt, vor allem in der Form, dass das »Quasi-Träumen« nicht möglich ist oder es nicht gelingt, die eigenen Erfahrungen mit den Erfahrungen des Analysanden zu verbinden; es wird versucht, die Entwicklung von »problematischen Situationen« zu vermeiden, ihre Wahrnehmung wird übergangen oder kontraphobisch überspielt (»Alles ist in Ordnung«), oder es gelingt nicht, gegenüber den Störungsmomenten das notwendige Forschungsinteresse aufzubringen; und die bifokale Betrachtungsweise und die damit verbundenen Deutungsschritte sind blockiert oder eingeschränkt. Zu erwähnen sind auch eine Intoleranz gegenüber unvermeidlicher Ungewissheit, eine zu starke eigene Affektabwehr und vor allem auch problematische Rahmenbedingungen und das damit häufig verbundene Vermeiden des Bearbeitens rahmenbezogener Konflikte.

5. Auch die phobische Position ist als ein intersubjektives Phänomen zu betrachten, da ihre Entwicklung und Gestaltung von Ana-

lysand zu Analysand verschieden sein oder innerhalb der analytischen Beziehung und des Verlaufes erheblich schwanken kann; insofern ist die Bezeichnung *Position* auch im Sinne einer Bastion (eben als Ausdruck eines Widerstandes) zwar einerseits zutreffend, sie sollte aber andererseits nicht zu sehr in einem substantiellem Sinne missverstanden, sondern als eine dynamische und intersubjektiv generierte Haltung und Funktion aufgefasst werden. Im Verständnis des dialektisch-konstruktivistischen Paradigmas kann man also postulieren, dass der Analysand zwar einen Anteil an der Schaffung der phobischen Position, aber auch seinen Anteil bei ihrer Bearbeitung und Auflösung haben kann. Nicht selten spiegelt der Analysand dem Analytiker in seinen Assoziationen und Erzählungen das Bild, das er sich von der Haltung und eben auch der phobischen Haltung des Analytikers gemacht hat. Daher findet das eigene Erkennen der phobischen Position durch den Analytiker auch immer in der Beziehung statt: über den reflexiven Modus des »Inneren Analytikers« und durch die Mitteilungen und Angebote des Analysanden.

6. Grundsätzlich möchte ich zur Diskussion stellen, dass die passagere Entwicklung einer phobischen Position – vor allem bei einzelnen Analysanden und in bestimmten Phasen der analytischen Arbeit – fast unvermeidlich ist und selbst nicht als Fehler oder Versagen zu betrachten ist. Dem liegt die Vorstellung zugrunde, dass die alltägliche Arbeit des Analytikers, jedenfalls wenn man seine realtypische Praxis betrachtet, immer als ein Kompromiss zwischen verschiedenen Aspekten und Funktionen der inneren Arbeitsweise beschriebene werden kann; die Störungen im Sinne der »problematischen Situationen« gehören konstitutiv dazu. Die Verfestigung einer solchen Störung kann man dann als Ausdruck einer phobischen Position betrachten. Diese Auffassung lässt sich dahingehend formulieren, dass wir uns als Analytiker ebenfalls grundlegend in einem kompromisshaften, oszillierenden Spannungsfeld zwischen phobischer Position und reflexivem Modus

der inneren Arbeitsweise befinden. Diese ganze Dynamik steht nicht unter dem Motto des »Entweder-Oder«, sondern unter dem des »Sowohl-als-auch«. Eine solche Auffassung ist von großer praktischer Bedeutung, weil nicht selten das Erkennen eigener phobischer Anteile selbst wieder zu Scham- und Schuldgefühlen führt und die dann wahrgenommenen Erfahrungen in Gefahr sind, überspielt zu werden.

7. Als besondere Form der phobischen Position könnte man die Angst vor der katastrophischen Veränderung und der analytischen Katastrophe bezeichnen; diese Ängste waren ja der Ausgangspunkt meiner Überlegungen in diesem Text. Beim Umgang mit solchen Ängsten bzw. Situationen spielt die analytische Erfahrung sicherlich eine wesentliche Rolle; wie schon diskutiert, ist die Überzeugung von der Tragfähigkeit, der Wirksamkeit und der Bedeutung der analytischen Situation besonders wichtig, um affektiv belastende Prozesse durchzustehen. Die *Analytiker in Ausbildung* sind hier in einer besonders schwierigen Situation, weil ihnen gerade diese Erfahrung fehlt; daher wird zu Recht die eigene Erfahrung der Lehranalyse immer wieder als besonders bedeutsam betont. Es wird aber auch verständlich, dass erlebte analytische Katastrophen die erforderliche Sicherheit und das nötige Vertrauen erheblich gefährden können. Da man solche Erfahrungen auch noch nach vielen Jahren analytischer Praxis machen kann, ist die Problematik der phobischen Position jedoch nicht vorwiegend ein Problem des Anfängers, sondern sie betrifft nach meiner Auffassung alle praktizierenden Analytiker.

8. Die Hypothese, dass die phobische Position ein Faktor bei der Entwicklung von analytischen Katastrophen sein kann, habe ich kasuistisch nicht ausführlich belegen können, weil sich ihr Beweis in einem klinisch-wissenschaftlichen Sinn als ausgesprochen schwierig erweist. Die eigenen klinischen Erfahrungen und auch die Beobachtung von anderen analytischen Verläufen – insbeson-

dere auch im Bereich der analytischen Ausbildung – deuten nach meiner Überzeugung jedoch darauf hin, dass sich dieser Befund auch empirisch absichern ließe. Buchholz hat kürzlich eine Arbeit von Hayes (2004) erwähnt, der in einer empirischen Untersuchung die Korrelation von Gegenübertragungsschwierigkeiten und schlechtem Behandlungsergebnis herausfand (Buchholz 2004, S. 5).

9. Man könnte möglicherweise auch postulieren, dass es so etwas wie eine sinnvolle, notwendige phobische Position gibt, die entweder bewusst oder auch vorbewusst gewählt wird, etwa wenn der Analytiker sich in einer persönlichen Krise befindet oder sich schlecht fühlt und sich vielleicht auf diese Weise »über die Runden rettet«. Hier könnte man dann von einer notwendigen Selbstfürsorge des Analytikers sprechen, die dann die Aufgabe hat, die analytische Arbeit generell zu schützen. Wenn man einen solchen Gedanken jedoch überhaupt für schlüssig hält, kann man eine solche mögliche Phase in der analytischen Behandlung nur für eine relativ kurze Zeit gelten lassen; andernfalls wäre die Unterbrechung der analytischen Tätigkeit sicherlich sinnvoller.

10. Als eine besondere Form der phobischen Position möchte ich noch die Schwierigkeit erwähnen, eine klare theoretisch-technische Überzeugung zu entwickeln, diese in der Arbeit konsequent anzuwenden und sie vor allem in der inneren Strukturierung, dem Nachdenken über den Analysanden und die Behandlung umzusetzen. Die hier von mir vorgeschlagene interkontextuelle Betrachtung des Phänomens der Ängste des Analytikers – dass diese also aus triebdynamischer, aus struktureller und identitätstheoretischer Sicht diskutiert wurden – könnte ebenso als ein Ausdruck einer phobisch motivierten Nicht-Festlegung verstanden werden wie eine eindeutige Betrachtung aus nur einer Perspektive, die aber immer in Gefahr ist, das gesamte Geschehen in ein theoretisches Korsett zu pressen. Die Kunst der Analyse besteht ja gerade darin,

die aktuellen Momente in ihrer Dringlichkeit zu verstehen und daher nach einem Prinzip des »je nachdem« den einen theoretischen Kontext in den Vordergrund zu stellen, um die anderen aber weiterhin im Hintergrund zu halten. Dies ist nach meiner Auffassung keine abwehrende pluralistische Position, sondern spiegelt eine notwendige theoretische Offenheit gegenüber neuen, bislang nicht verstandenen Phänomenen. Die Erkenntnis kann jedoch immer wieder schmerzlich sein, dass man auch hier das grundlegende Spannungsverhältnis zwischen klaren theoretischen Überzeugungen auf der einen Seite und Offenheit, Toleranz von Nicht-Wissen und Ungewissheit auf der anderen Seite letztlich nicht verlassen kann, sondern dass man dauerhaft in diesem Spannungsfeld arbeiten muss.

11. Bestimmte Konstellationen erscheinen als für die Entwicklung einer phobischen Position besonders förderlich: Der Wunsch, ein besonders »guter Analytiker« zu sein, ist eine solche Einstellung. Zu diesen Konstellationen gehört vor allem auch die Vorstellung, »alles richtig« machen zu müssen, was naturgemäß bei Analytikern in Ausbildung eine größere Rolle spielt. In diesem Zusammenhang wäre auch die Angst vor Spontaneität, vor den eigenen Affekten und der unmittelbaren, direkten Beziehung im Sinne eines direkten Kontakts zu nennen. Auch eigene Abhängigkeitsängste stellen einen weiteren Faktor dar: Die Anerkennung der intersubjektiven Generierung aller inneren Arbeitsweisen stellt eine grundsätzliche Herausforderung für den Analytiker dar, da dies auch bedeutet, eine grundlegende Sicherheit in der analytischen Arbeit letztlich nicht ohne den Analysanden erreichen zu können; dies entspräche in gewisser Weise auch der Überwindung der omnipotenten Kontrolle.

12. Die Vorstellung, eine einmal begonnene analytische Behandlung durch alle Wechselfälle von Übertragungen, Inszenierungen, Agieren, Widerständen und Gegenübertragungen zu einem guten

Abschluss führen zu sollen, könnte sich auch als ein verdeckter Ausdruck einer phobischen Position erweisen. Dahinter könnte sich die Angst verbergen, den Analysanden und sich selbst mit der Undurchführbarkeit der analytischen Behandlung konfrontieren zu müssen, wenn nämlich Faktoren ins Spiel kommen, die eine förderliche analytische Arbeit unmöglich machen.

13. Insgesamt ist zu betonen, dass die hier vorgelegten Überlegungen zur phobischen Position und der Begriff der Gegenübertragung sich teilweise ganz stark überlagern. Ich zitiere aus Buchholz' Besprechung der Arbeit von Hayes (2004): »Am sinnvollsten scheine es, GÜ [Gegenübertragung] als ein Vermeidungsverhalten des Therapeuten aufzufassen, das sich auf verschiedene Themen oder Objekte beziehen kann, sich auf die subjektive Wahrnehmung des Therapeuten bezieht, *[und] von Angst (und deren Abwehr) begleitet ist* …« (Buchholz 2004, S. 5; Hervorhebung, R.Z.). Diese Formulierungen erscheinen wie eine knappste Definition der von mir beschriebenen phobischen Position. M. Parsons hat in einer jüngst erschienenen Arbeit mit dem Titel »The analyst's countertransference to the psychoanalytic process« *(Die Gegenübertragung des Analytikers auf den psychoanalytischen Prozess)* einige der Phänomene beschrieben, die mich in diesem Text besonders beschäftigt haben. Er schreibt in seiner Zusammenfassung: »Es gibt eine Gegenübertragung nicht nur auf den individuellen Patienten, sondern auch auf den Prozess der Psychoanalyse an sich. Die Notwendigkeit des freien, assoziativen Zuhörens des Analytikers als Pendant zu den freien Assoziationen des Patienten impliziert, dass der Analytiker ebensowohl wie der Patient einen Widerstand gegen den analytischen Prozess entwickeln kann. Der Verfasser schildert Beispiele der auf diese Weise notwendig werdenden Selbstanalyse. Die wichtigsten Vorgänge in der inneren Welt des Analytikers wie auch des Patienten spielen sich an der Grenze zwischen Bewusstem und Unbewusstem ab, und die Art und Weise, wie der Analytiker interveniert, hängt davon ab, wie

umfassend das, was an der Grenze geschieht, in seinem Bewusstsein artikulierbar wird. Die therapeutische Qualität des Sicheinlassens auf einen Patienten beruht auf der befreienden und anregenden Wirkung, die die Auseinandersetzung mit der Gegenübertragung, die der Analytiker auf den analytischen Prozess entwickelt, auf ihn selbst ausübt« (Parsons 2006, S. 1196).

Ich habe in meiner Arbeit vorgezogen, nicht primär von der Gegenübertragung und vom analytischen Prozess, sondern in einem erlebnisnäheren Kontext von dem von Angst motivierten Widerstand gegenüber der analytischen Situation und der analytischen Beziehung zu sprechen.

Unvermeidlicherweise wird zum Schluss die Frage auftauchen, wie dann das Phänomen der phobischen Position zu »behandeln« sei. Buchholz beschreibt in der Besprechung der schon erwähnten Arbeit von Hayes fünf Faktoren, mit denen sich Therapeuten bei Gegenübertragungsschwierigkeiten helfen: »Sie helfen sich mit (Selbst-) Empathie; sie versuchen Einsicht in eigene Schwierigkeiten zu erlangen; sie erweitern ihre konzeptuell-begrifflich-therapeutischen Kompetenzen; ihr Ziel ist eine bessere Selbstintegration und ein verbessertes Angstmanagement« (Buchholz 2004, S. 5).

Ergänzen würde ich, dass auch das Schreiben eines psychoanalytischen Textes wie dieses Buchs einen solchen Aspekt der Selbsthilfe darstellt. Daher kann man auch den hier vorliegenden Text als Antwort auf die Fragen nach der Behandlung der phobischen Position betrachten: Als wesentlichen Punkt würde ich von der Notwendigkeit sprechen, die immer wieder mögliche phobische Position zu »verarbeiten, durchzuarbeiten und nachzuarbeiten« (Zwiebel 2007b, i. Vb.). Abschließend möchte ich einige der Elemente dieses Durcharbeitens zusammenzufassen:

Ich versuche, jede analytische Sitzung mit der Haltung des »Anfänger-Geistes« zu beginnen, die in gewisser Weise Freuds Beschreibung der gleichschwebenden Aufmerksamkeit oder Bions

Empfehlung von »no memory, no desire, no understanding« entspricht. Als Hintergrund ist die Annahme einer analytischen Position wirksam, die ich in ihrem Kern als ein vielfältiges, widersprüchliches bipolares Spannungsfeld von »persönlichem Pol« und »technischem Pol« betrachte. Als Indikator für ein gelingendes In-der-Schwebe-Halten betrachte ich eine milde Spannung und eine atmosphärische Qualität der analytischen Beziehung, die man als »lebendigen, analytischen Kontakt« beschreiben könnte: Es besteht so etwas wie eine, wenn auch oft latente, Übereinstimmung zwischen Analysand und Analytiker, dass es um »gemeinsame Arbeit« vor allem im Sinne des Verstehens unbewusster Bedeutungen mit dem Ziel einer inneren emotionalen Entwicklung des Analysanden geht. Diese spannungsvolle Oszillation und die Vermeidung von einseitigen Polarisierungen sind allerdings nicht willentlich herstellbar, sondern können nur immer wieder zugelassen werden. Mit Hilfe der selbstreflexiven Betrachtung gelingt es immer wieder, die Balance zwischen den multiplen Bipolaritäten herzustellen und vor allem die Ungewissheit, die mit den jeweiligen Bewegungen verbunden ist, zu tolerieren. Auf diese Weise entsteht ein innerer Raum, der sowohl intrapsychisch als auch intersubjektiv betrachtet werden kann. Als ein treffendes Bild für diese Dynamik erscheint mir das von Gastgeber und Gast, in dem der Analytiker seinen inneren (und natürlich auch den äußeren) Raum als Gastgeber seinem Analysanden-Gast zur Verfügung stellt, also bereit ist, den Analysanden in seiner inneren Welt aufzunehmen, sich ihm mit Interesse und Einfühlung zuzuwenden und ihn mit seinen Gefühlen und Gedanken zu versorgen.

Das Bild eines schwebenden, eines zu balancierenden Gleichgewichts impliziert allerdings auch, dass es viele Abweichungen und Störungen geben kann, die ich zusammenfassend als »problematische Situationen« beschrieben habe. Diese »problematischen Situationen« manifestieren sich vor allem als Krisen des Verstehens, des Kontakts und als unbewusste Inszenierungen oder »Enactments«; sie sind grundsätzlich unvermeidbar, wenn auch nicht erwünscht (Treurniet 1996), da sie die Gastgeber-Gast-Beziehung spannungsvoll, unerfreulich, frustrierend, ängstigend oder zu erregend werden lassen. Die seelische Arbeit des Analytikers als sein Beitrag zur Arbeit des analytischen Paares sehe ich vor allem darin, dass er bereit ist, diese »problematischen Situationen« zuzulassen, und immer wieder den Versuch macht, diese Krisen zu verarbeiten. Dies geschieht durch die beschriebene Form von multipler Bifokalität. Im Grunde handelt es sich um den immer wieder notwendigen Versuch, eine Entwirrung zwischen Innen und Außen, zwischen Selbst und Objekt, zwischen Phantasie und Wirklichkeit zu ermöglichen, immer mit dem Ziel, eine Einsicht in die unbewusste Wirklichkeit des Analysanden und damit die Einsichtigkeit des Analysanden zu fördern (Sugarman 2006). Dazu ist auch oft das von Klüwer (2006) beschriebene Nacharbeiten notwendig: Nicht selten bleibt am Ende der Sitzung die »problematische Situation« bestehen, beim Protokollieren, beim Nachdenken mit dem Supervisor oder auch in den eigenen Träumen macht der Analytiker jedoch den Versuch, diese Krisen in Verstehen umzuwandeln.

Diese Arbeit kann man fast immer auch als ein Durcharbeiten auffassen, da an den »problematischen Situationen« auch immer Widerstände des Analytikers beteiligt sind. Wenn sich diese Widerstände verstärken, kann man von einer phobischen Position sprechen, die sich dann entwickelt, wenn sich aus unbewussten Angst-, Schuld- und Schamgefühlen eine defensive Haltung gegenüber der analytischen Position, der selbstreflexiven Funktion des »Inneren Analytikers« und der Verarbeitung bzw. Transformation von »problematischen Situationen« entwickelt. Diese phobische Position repräsentiert damit einen Widerstand gegenüber der inneren Arbeitsweise, gegenüber dem Versuch, die multiple Bipolarität-Bifokalität in der Schwebe, in der Balance zu halten, und bedeutet gleichzeitig, dass sich der Analytiker in persönliche oder technische Positionen rettet. Dies bedeutet auch, dass der Analytiker immer wieder den Mut aufbringen muss, sich der analytischen Situation zu stellen und seine seelische Arbeit in ihrer ganzen Spannung und Widersprüchlichkeit zu realisieren (siehe auch Quinodoz et al. 2006). Daher habe ich geschrieben – was ich hier noch einmal wiederhole –, dass sich der durchschnittlich gute Analytiker in seiner alltäglichen, realen analytischen Arbeit von Stunde zu Stunde mit seinen unterschiedlichen Analysanden immer in diesem Spannungsfeld zwischen der Realisierung oder Aktualisierung seiner inneren Arbeitsweise und einer potentiell phobischen Einstellung aufhält, die sich auf die Wirkung vor allem des dynamischen Unbewussten (die Aktivierung unbewusster, verinnerlichter Konflikte), aber auch des emotionalen Unbewussten bezieht (nämlich die wechselnde Kapazität für träumerische Aktivität und Umwandlung der emotionalen Erfahrung in Denken). Daher ist zu postulieren, dass der Analytiker immer wieder seine phobische Position durchzuarbeiten hat, was vor allem heißt, sich seiner eigenen Widerstände gegenüber der inneren Arbeitsweise bewusst zu werden, und zwar in der Sitzung selbst oder auch beim Nacharbeiten.

Diese Überlegungen zur phobischen Position als Ausdruck einer defensiven Haltung gegenüber der inneren Arbeitsweise verweisen auf einen Aspekt, den ich in diesem Text genauer zu beschreiben versuchte: Die phobische Position stellt eine Art Schutzwall oder sogar Bastion gegenüber eigenen verletzlichen oder verwundbaren Bereichen der Persönlichkeit des Analytikers dar, die auch in einer langen Ausbildung, der Lehranalyse und dem professionellen Leben nicht ausreichend »geheilt« worden sind. Ich habe die verschiedenen Kontexte der Konfliktdynamik, der Perspektive des psychischen, inneren Raums und der Identität beschrieben. Auch für den Analytiker bedeutet dies, dass er sich mit der Aufnahme der analytischen Beziehung und der Herstellung der analytischen Situation in eine für ihn potentiell gefährdete Situation begibt, auf die aus Selbstschutz mit den Widerständen einer phobischen Position reagiert werden kann. Wenn wir uns aber klarmachen, dass auch der Analytiker mit jeder neuen analytischen Arbeit seine eigenen konflikthaften, verletzlichen Seiten immer wieder zur

Disposition stellt und immer auch ein Stück neu verarbeiten muss und damit auch eine eigene förderliche Entwicklung mit Hilfe der analytischen Arbeit mit seinen Analysanden durchmachen kann (siehe auch Kantrowitz 2004), dann gewinnt die permanente Durcharbeitung der eigenen Widerstände gegenüber der inneren Arbeitsweise eine wirklich zentrale Rolle. Daher würde ich sogar postulieren, dass der wichtigste Beitrag des Analytikers zur Arbeit mit seinen Analysanden das immer wieder neue Durcharbeiten der phobischen Position ist. Der Begriff des Durcharbeitens gewinnt eine besondere und spezifische Bedeutung, wenn man ihn auf den Beitrag des Analytikers zur psychischen Arbeit des analytischen Paares bezieht. Wesentlich bleibt dann, dass der Analytiker an der Intention festhält, die analytische Situation herzustellen, zu bewahren und zu beenden; dass er seine Aufmerksamkeit auf den bipolaren-bifokalen Aspekt der Arbeit richtet und dabei vor allem aufmerksam für die Manifestationen der phobischen Position bleibt und dass er unermüdlich den Versuch unternimmt, die dabei gemachten emotionalen Erfahrungen zu verbalisieren.

Literaturverzeichnis

Baranger, M., Baranger, W. und Moms, J. (1983): Process and non-process in analytic work. *Int. J. Psychoanal.* 64: S. 1–15.

Bartels, M. (1979): Ist der Traum eine Wunscherfüllung? *Psyche – Z. Psychoanal.* 33: S. 97–131.

Bateman, A. und Fonagy, P. (2004): *Psychotherapy for Borderline Personality Disorder. Mentalization-Based Treatment.* Oxford University Press, Oxford.

Bauriedl, T. (1994): *Auch ohne Couch. Psychoanalyse als Beziehungstheorie und ihre Anwendungen.* Klett-Cotta, Stuttgart.

Benjamin, J. (2004): Beyond doer and done to: An intersubjective view of thirdness. Psychoanal. Q. 73 (1): S. 5–46.

Berenstein, I. (2001): The link and the other. *Int. J. Psychoanal.* 82, Nr. 1: S. 141–149.

Bion, W. R. (1967a): Notes on memory and desire. *The Psychoanalytic Forum* 2: S. 272 f., 279 f.

Bion, W. R. (1967b): *Second Thoughts.* Heinemann, London.

Bion W. R. (1970): *Attention and Interpretation.* Maresfield Reprints, London 1984.

Bohleber, W. (1992): Identität und Selbst. Die Bedeutung der neueren Entwicklungsforschung für die psychoanalytische Theorie des Selbst. *Psyche – Z. Psychoanal.* 46, 4: S. 336–366.

Bohleber, W. (2005): Der Gebrauch von veröffentlichten und persönlichen impliziten Theorien in der klinischen Situation. Vortrag auf der DPV-Tagung in Bad Homburg.

Bohrens, R. (1996): Psychoanalyse versus Psychotherapie – Diskurs versus Dialog. *Zeitschrift für psychoanalytische Theorie und Praxis* XI, 2: S. 142–161.

Bollas, C. (2006): Übertragungsdeutung als ein Widerstand gegen die freie Assoziation. *Psyche – Z. Psychoanal.* 60: S. 932–947.

Borges, J. L. (2002): *Das Handwerk des Dichters.* Carl Hanser-Verlag, München.

Brenner, C. (1986): *Elemente des seelischen Konflikts. Theorie und Praxis der modernen Psychoanalyse.* Fischer-Verlag, Frankfurt a. M.

Britton, R. (2004): Subjectivity, Objectivity and Triangular Space. *Psychoanal.* Q. 73 (1): S. 47–61.

Buchholz, M. (1999): *Psychotherapie als Profession*. Psychosozial-Verlag, Gießen.
Buchholz, M. (2004): Der Therapeut in der Arbeit – beobachtet. *Psycho-News-Letter* Nr. 23.
Buchholz, M. (2006): Profession und empirische Forschung in der Psychoanalyse. *Psyche – Z. Psychoanal.* 60: S. 426–454.
Busch, F. (1999): *Rethinking Clinical Technique*. Northvale, NJ, Jason Aronson.
Calvino, I. (1991): *Sechs Vorschläge für das nächste Jahrtausend*. Carl Hanser-Verlag, München.
Cavell, M. (1997): *Freud und die analytische Philosophie des Geistes. Überlegungen zu einer psychoanalytischen Semantik*. Klett-Cotta, Stuttgart.
Cremerius, J. (1979): Gibt es zwei psychoanalytische Techniken? *Psyche* 33: S. 577–599.
Dauber, H. und Zwiebel, R. (2006): *Professionelle Selbstreflexion aus pädagogischer und psychoanalytischer Sicht*. Klinkhardt-Verlag, Bad Heilbrunn.
De Masi, F. (2003): Das Unbewusste und die Psychosen. Einige Überlegungen zur psychoanalytischen Theorie der Psychosen. *Psyche – Z. Psychoanal.* 57: S. 1–34.
Ermann, M. (2000): Traumstörung. *Forum Psychoanal.*16: S. 358–371.
Faimberg, H. (1992): The countertransference position and the countertransference. *Int. J. Psychoanal.* 73: S. 541–547.
Ferro, A. (1993): Zwei Autoren auf der Suche nach Personen. Die Beziehung, das Feld, die Geschichte. *Psyche – Z. Psychoanal.* 47: S. 951–972.
Ferro, A. (1999): *The Bi-Personal Field*. Routledge, London.
Ferro, A. (2002): Interpretation, Dekonstruktion, Erzählung oder die Beweggründe von Jacques. *Psyche – Z. Psychoanal.* 56: S. 1–19.
Fonagy, P., György, G., Jurist, E. und Target, M. (2004): *Affektregulierung, Mentalisierung und die Entwicklung des Selbst*. Klett Cotta, Stuttgart (2. Aufl. 2006).
Fosshage, J. L. (1997): The organizing functions of dream mentation. *Contemp. Psychoanal.* 33: S. 429–458.
Freud, S. (1913): Bemerkungen über die Übertragungsliebe. *GW*, Bd. X: S. 305–321.
Freud, S. (1914): Erinnern, Wiederholen, Durcharbeiten. *GW*, Bd. X: S. 126–136.
Freud, S. (1923): »Psychoanalyse« und »Libidotheorie«. *GW*, Bd. XIII: S. 211–233.
Gabbard, G. O. und Lester, E. P. (1996): *Boundaries and Boundary Violations in Psychoanalysis*. BasicBooks, New York.
Ghent, E. (1989): Credo: The dialectics of one-person and two-person psychologies. *Contemp. Psychoanal.* 25: S. 169–211.

Green, A. (2002): Die zentrale phobische Position – mit einem Modell der freien Assoziation. *Psyche – Z. Psychoanal.* 56: S. 409–441.

Green, A. (2006): Bemerkungen für eine Auszeit.(Zu einer Psychoanalyse der Zukunft.) *Psyche – Z. Psychoanal.* 60: S. 881–899.

Greenberg, J. (1995): Psychoanalytic technique and the interactive matrix. *Psychoanal. Q.* 64: S. 1–22.

Guntrip, H. (1968): *Schizoid Phenomena, Object-Relations and the Self.* Hogarth Press, London.

Hamburger, A. (1998): Narrativ und Gedächtnis. Psychoanalyse im Dialog mit den Neurowissenschaften. In: Kokkou, M., Leuzinger-Bohleber, M. und Mertens, W.: *Erinnerungen von Wirklichkeiten. Psychoanalyse und Neurowissenschaften im Dialog.* Verlag Internationale Psychoanalyse, München/Wien, S. 223–286.

Hartmann, E. (1998): *Dreams and Nightmares. The New Theory on the Origin and Meaning of Dreams.* New York, London, Plenum Trade (Perseus, Cambridge, Mass. 2001).

Hayes, J. A. (2004): The inner world of the psychotherapist: A programm of research on countertransference. *Psychotherapy Research,* 14 (1): S. 21–36.

Heisterkamp, G. (1999): Zur Freude in der analytischen Psychotherapie. *Psyche – Z. Psychoanal.* 53: S. 1247–1265.

Hoffer, A. (1993): Asymmetrie und Gegenseitigkeit in der analytischen Beziehung. Lektionen für heute aus der Beziehung zwischen Freud und Ferenczi. *Psyche – Z. Psychoanal.* 47 (11): S. 1027–1040.

Hoffman, I. Z. (1998): *Ritual and Spontaneity in the Psychoanalytic Process. A Dialectical-constructivist View.* Hillsdale, NJ, Analytic Press.

Hoffman, I. Z. (2006a): Sixteen Principles of Dialectical Constructivism. www.dspp.com/papers/hoffman2.htm.

Hoffman, I. Z. (2006b): The myths of free association and the potentials of the analytic relationship. *Int. J. Psychoanal.* 87: S. 43–61.

Kantrowitz, J. (2004): A different perspective on the therapeutic process: The impact of the patient on the analyst. In: Anastasopoulos, D. und Papanicolaou, E.: *The Therapist at Work.* Karnac, London: S. 17–41.

Kernberg, O (1999): Plädoyer für eine »Drei-Personen-Psychologie«. Kommentar zu Helmut Thomä. *Psyche – Z. Psychoanal.* 53 (9/10): S. 878–893.

Kernberg, O. (2002): Neuere Entwicklungen der Behandlungstechnik in den englischsprachigen psychoanalytischen Schulen. *Forum Psychoanal.* 18: S. 1–19.

Klitzing, K. v. (2002): Frühe Entwicklung im Längsschnitt. Von der Beziehungswelt der Eltern zur Vorstellungswelt des Kindes. *Psyche – Z. Psychoanal.* 56 (9/10): S. 863–887.

Klüwer, R. (2005): Die psychoanalytische Methode und ihre klinischen Anwendungen. In: *Tagungsband der DPV-Tagung Bad Homburg*. Congress-Organisation Geber + Reusch, Frankfurt a. M.: S. 42–58.

Klüwer, R. (2006): Die vollständige psychoanalytische Methode und ihre klinischen Anwendungen. Zur vernachlässigten Dimension des Fokalen. *Psyche – Z. Psychoanal.* 60: S. 1105–1125.

König, H. (1996): Gleichschwebende Aufmerksamkeit, Modelle und Theorien im Erkenntnisprozeß des Psychoanalytikers. In: *Psyche – Z. Psychoanal.* 50: S. 337–375.

Küchenhoff, J. (2004): The analyst's clinical theory and its impact on the analytic process in psychoanalytic psychotherapy. In: D. Anastasopoulos, D. und Papanicolaou, E.: *The Therapist at Work*. Karnac, London: S. 1–16.

Lahme-Gronostaj, H. (2005): Sense of Catastrophe: Ein Konzept für Veränderungspotential? Unveröffentlichtes Manuskript.

Laplanche, J. und Pontalis, J.-B. (1973): *Wörterbuch der Psychoanalyse*. Suhrkamp, Frankfurt a. M.

Leuzinger-Bohleber, M., Ulrich Stuhr, Bernhard Rüger und Manfred E. Beutel (2001): Langzeitwirkungen von Psychoanalysen und Psychotherapien: Eine multiperspektivische, repräsentative Katamnesestudie. *Psyche – Z. Psychoanal.* 55: S. 193–276.

Leuzinger-Bohleber, M., Rüger, B., Stuhr, U. und Beutel, M. (2002): *Forschen und Heilen in der Psychoanalyse*. W. Kohlhammer, Stuttgart.

Malan, D. H. (1979): *Individual Psychotherapy and the Science of Psychodynamics*. Butterworths, London, Boston, MA.

Menninger, K. (1958): *Theory of Psychoanalytic Technique*. Basic Books, New York.

Money-Kyrle, R. (1956): Normale Gegenübertragung und mögliche Abweichungen. In: Bott Spillius, E. (Hg.) (1991): *Melanie Klein Heute*. Bd. 2: *Anwendungen*. Verlag Internationale Psychoanalyse, Stuttgart (Klett-Cotta, Stuttgart 3. Aufl. 2002), S. 29–44.

Morgenthaler, F. (1986): *Der Traum. Fragmente zur Theorie und Technik der Traumdeutung*. Campus Verlag, Frankfurt a. M., New York.

Moser, U. (2001): »What is a Bangaloo, Daddy?« Übertragung, Gegenübertragung, therapeutische Situation. Allgemein und am Beispiel ›früher Störungen‹. *Psyche – Z. Psychoanal.* 55: S. 97–135.

Moser, U. und Zeppelin, I. v. (1996): *Der geträumte Traum. Wie Träume entstehen und sich verändern*. Kohlhammer, Stuttgart.

Moser, U. und Zeppelin, I. v. (2004a): ›borderline‹ im Traumalltag. In: *Psyche – Z. Psychoanal.* 58 (3): S. 250–271.

Moser, U. und Zeppelin, I. v. (2004b): Die Regulierung der Beziehung bei ›frühen Störungen‹ (›Borderline‹-Fällen). *Psyche – Z. Psychoanal.* 58 (11): S. 1089–1110.

Oevermann, U. (1979): Ansätze zu einer soziologischen Sozialisationstheorie und ihre Konsequenzen für die allgemeine soziologische Analyse. *KZfSS*, H. 21; Sonderheft *Deutsche Soziologie seit 1945. Entwicklungsrichtungen und Praxisbezug*, hg. von Günther Lüschen: S. 143–168.

Ofer, G. (2004): The therapist is dreaming. In: Anastasopoulos, D. und Papanicolaou, E. (Hg.): *The Therapist at Work*. Karnac, London: S. 95–107.

Ogden, T. (1994): *Subjects of Analysis*. Karnac, London.

Ogden, T. (1998): Zur Analyse von Lebendigem und Totem in Übertragung und Gegenübertragung. *Psyche – Z. Psychoanal.* 52: S. 1067–1092.

Ogden, T. (2001): *Analytische Träumerei und Deutung. Zur Kunst der Psychoanalyse*. Springer-Verlag, Wien, New York.

Ogden, T. (2004): This art of psychoanalysis, *Int. J. Psychoanal.* 85: S. 857–877.

Ogden, T. (2006): On teaching psychoanalysis. *Int. J. Psychoanal.* 87: S. 1069–1085.

Parsons, M. (1999): Psychic reality, negation and the analytic setting. In: Kohon, G. (Hg.): *The Dead Mother. The Work of André Green*. Routledge, London,New York, S. 59–75.

Parsons, M. (2006): The analyst's countertransference to the psychoanalytic process. *Int. J. Psychoanal.* 87: S. 1183–1198.

Plänkers, T. (2003): Trieb, Objekt, Raum. Veränderungen im psychoanalytischen Verständnis der Angst. *Psyche – Z. Psychoanal.* 57: S. 487–522.

Plenker, F. P. (2002): Über Wiedergutmachung. *Forum Psychoanal.* 18: S. 350–366.

Pollak, T. (1999): Über die berufliche Identität des Psychoanalytikers. Versuch einer professionstheoretischen Perspektive. *Psyche – Z. Psychoanal.* 53 (12): S. 1266–1295.

Pollak, T. (2004): Konzeptuelle Überlegungen zum Angstbegriff. In: *Theorie und Klinik der Angst*. Tagungsband der DPV-Tagung Bad Homburg. Congress-Organisation Geber + Reusch, Bad Homburg: S. 35–54.

Pontalis, J.-B. (1989): *Ins Beginnen verliebt*. Tübingen: edition discord.

Puget, J. (2004): Intersubjektivität. Krise der Repräsentation. *Psyche – Z. Psychoanal.* 58 (9/10): S. 914–934.

Quinodoz, D., Aubry, C., Bonard, O., Dejussel, G. und Reith, B. (2006): Being a psychoanalyst: An everyday audacity. *Int. J. Psychoanal* 87 (2): S. 329–347.

Rey, H. (1994): *Universals of Psychoanalysis in the Treatment of Psychotic and Borderline States*. Free Association Books, London.

Roudinesco, E. (2002): *Wozu Psychoanalyse?* Klett-Cotta, Stuttgart.

Sandler, J. (1976): Gegenübertragung und Bereitschaft zur Rollenübernahme, *Psyche* 30 (4): S. 297–305.

Sandler, J. und Dreher, A.-U. (1999): *Was wollen die Psychoanalytiker? Das Problem der Ziele in der psychoanalytischen Behandlung.* Klett-Cotta, Stuttgart.

Schachter, J (2006):Ist die zeitgenössische Psychoanalyse in den USA noch eine Profession? *Psyche – Z. Psychoanal.* 60: S. 455–485.

Scharff, J. (2002): Zur Zentrierung auf innere und äußere Faktoren als zwei Perspektiven klinischen Verstehens. *Psyche – Z. Psychoanal.* 56: S. 601–629.

Schneider, G. (1995): *Affirmation und Anderssein. Eine dialektische Konzeption personaler Identität.* Westdeutscher Verlag, Opladen.

Schneider, G. (2002): Die Zukunft? Die notwendige Atopie der Psychoanalyse. Und vergessen wir nicht – Bartleby ... Unveröffentlichtes Manuskript.

Schneider, G. (2005a): Die Gefahr der Heilung – psychische Veränderung als tödliche Bedrohung. *Jb. Psychoanal.* 51: S. 81–112.

Schneider, G. (2005b): Formen der Gegenübertragung bei der Beendigung der analytischen Behandlung schwergestörter Patienten. Anmerkungen zu Antonino Ferros Faktoren der Heilung und die Beendigung der Analyse. *Psychoanal. Widerspr.* 17 (34): S. 95–103.

Schneider,G. (2006): Ein »unmöglicher« Beruf (Freud). Zur aporetischen Grundlegung der psychoanalytischen Behandlungstechnik und ihrer Entwicklung. *Psyche – Z. Psychoanal.* 60: S. 900–931.

Schön, D. A. (1983): *The Reflecting Practitioner. How Professionals Think in Action.* BasicBooks, New York.

Schülein, J. (1999): *Die Logik der Psychoanalyse. Eine erkenntnistheoretische Studie.* Psychosozial-Verlag, Gießen.

Solms, M. (2006): Sigmund Freud heute. Eine neurowissenschaftliche Perspektive auf die Psychoanalyse. *Psyche – Z. Psychoanal.* 60: S. 829–859.

Stark, T. (2005): Die masturbatorische Position und der Ausschluss der Verführung. Eine situationstheoretische Konzeption und ihre technischen Folgen. *Psyche – Z Psychoanal* 59: S. 1–33.

Stern, D. et al. (2002): Nicht-deutende Mechanismen in der psychoanalytischen Therapie. Das »Etwas-Mehr« als Deutung. *Psyche – Z. Psychoanal.* 56 (9/10): S. 974–1006.

Stern, D., Sander, L. W., Nahum, J. P., Harrison, A. M., Lyons-Ruth, K.,Morgan, A. C., Bruschweiler-Stern, N. und Tronick, E. Z. (1998): Noninterpretative mechanisms in psychoanalytic therapy: »The something more« than interpretation. *Int. J. Psychoanal.* 79: S. 903–921.

Sugarman, A. (2006): Mentalization, insightfulness, and therapeutic action. The importance of mental organization. *Int. J. Psychoanal.* 87 (4): S. 965–987.

Suzuki, S. (1970): *Zen-Geist, Anfänger-Geist.* Theseus Verlag, Zürich.

Symington, N. (1990): The possibility of human freedom and its transmission. *Int. J. Psychoanal.* 71: S. 95–106.

Symington, N. (2006): Sanity and madness. *Int. J. Psychoanal.* 87: S. 1059–68.

Thomä, H. (1991): Idee und Wirklichkeit der Lehranalyse. Ein Plädoyer für Reformen. *Psyche – Z. Psychoanal.* 45: S. 385–433, 481–505.

Thomä, H. (1999): Zur Theorie und Praxis von Übertragung und Gegenübertragung im psychoanalytischen Pluralismus. *Psyche – Z. Psychoanal.* 53: S. 820–872.

Thomä, H. und Kächele, H. (1985) (Hg.): *Lehrbuch der psychoanalytischen Therapie*. Bd. 1: Grundlagen. Springer, Berlin, Heidelberg, New York, Tokio.

Treurniet, N. (1996): Über eine Ethik der psychoanalytischen Technik. *Psyche – Z. Psychoanal.* 50: S. 1–31.

Tuckett, D. (2005): Does anything go? Towards a framework for the more transparent assessment of psychoanalytic competence. *Int. J. Psychoanal.* 86: S. 31–49.

Vaughan, S. C., Spitzer, R., Davies, M. und S. Roose (1997): The definition and assessment of analytic process: Can analysts agree? *Int. J. Psychoanal.* 78: S. 959–973.

Westenberger-Breuer, H. (2001): *Ziele der Psychoanalyse. Eine interdisziplinäre Untersuchung zum Konzept des Behandlungserfolges.* Dissertation, Universität Kassel.

Winnicott, D. W. (1990): *Der Anfang ist unsere Heimat. Essays zur gesellschaftlichen Entwicklung des Individuums*. Klett-Cotta, Stuttgart.

Zwiebel, R. (1977): Der Analytiker träumt von seinem Patienten – gibt es typische Gegenübertragungsträume? *Psyche* 31: S. 43–59.

Zwiebel, R. (1984): Die Dynamik des Gegenübertragungstraumes. *Psyche* 39: S. 456–468.

Zwiebel, R. (1985): Das Konzept der projektiven Identifizierung. Bericht über die Tagung »Projektion, Identifikation, projektive Identifizierung« vom 27. bis 29. 05. 1984 in Jerusalem. *Psyche – Z. Psychoanal.* 39 (5): S. 465–468.

Zwiebel, R. (1988a): Einige Bemerkungen über die Rolle der projektiven Identifizierung in der analytischen Beziehung. In: Kutter, P., Paramo-Ortega, R. und Zagermann, P.: *Die psychoanalytische Haltung. Auf der Suche nach dem Selbstbild der Psychoanalyse*. Verlag für Internationale Psychoanalyse, München, Wien: S. 259–277.

Zwiebel, R. (1988b): Einige klinische Anmerkungen zur Theorie der projektiven Identifizierung, *Zeitschrift für psychoanalytische Theorie und Praxis*, III, 2: S. 165–186.

Zwiebel, R. (1992a): *Der Schlaf des Analytikers. Die Müdigkeitsreaktion in der Gegenübertragung*. Klett-Cotta, Stuttgart.

Zwiebel, R. (1992b): Analytiker-Geist / Anfänger-Geist. *Fragmente – Schriftenreihe zur Psychoanalyse,* Heft 38: Traum und Trauma: S. 150–161.
Zwiebel, R. (2001): Das Konzept des Inneren Analytikers. *Forum Supervision* 9 (18): S. 65–82.
Zwiebel, R. (2002): Die Träume des Analytikers. In: Zwiebel, R. und Leuzinger-Bohleber, M. (Hg.): *Träume, Spielräume.* Bd. 1: *Aktuelle Traumforschung.* Vandenhoeck & Ruprecht, Göttingen: S. 110–132.
Zwiebel, R. (2003): Psychische Grenzen und die innere Arbeitsweise des Analytikers. *Psyche – Z. Psychoanal.* 57: S. 1131–1157.
Zwiebel, R. (2004a): Der Analytiker als Anderer: Überlegungen zum Einfluss der Person des Analytikers in der analytischen Praxis. *Psyche – Z. Psychoanal.* 58 (9/10): S. 844–845.
Zwiebel, R. (2004b): Einige klinische Anmerkungen zum Konzept des »lebendigen analytischen Kontaktes«. In: Beumer, U., Oberhoff, B., Ohlmeier, D. und Sievers, B. (Hg.): *Freie Assoziation. Das Unbewusste in Organisation und Kultur* 7 (1), Psychosozial-Verlag, Gießen: S. 55–75.
Zwiebel, R. (2007a): *Freud und das Glück.* In: T. Hoyer (Hg.): Vom Glück und glücklichen Leben. Sozial- und geisteswissenschaftliche Zugänge. Vandenhoek & Ruprecht, Göttingen, im Druck.
Zwiebel, R. (2007b): Über die psychische Arbeit des analytischen Paares: Verarbeiten – Durcharbeiten – Nacharbeiten. In Vorbereitung.
Zwiebel, R. und A. Mahler-Bungers (Hg.) (2007): *Projektion und Wirklichkeit. Die unbewusste Botschaft des Films.* Vandenhoeck & Ruprecht: Göttingen.